エビデンスで
ひもとく

神経発達症の理解と支援

発達障害作業療法

編著者 **加藤 寿宏**（関西医科大学リハビリテーション学部）

松島 佳苗（関西医科大学リハビリテーション学部）

著 者 **高畑 脩平**（藍野大学医療保健学部）

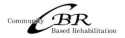

序　文

　現在，小児を対象としている作業療法士の約80％が発達障害（神経発達症）を対象としている．これは，脳性麻痺，知的能力障害とほぼ同じ割合である．

　発達障害に対する社会的関心は高まり，医療，保健，福祉，教育など，さまざまな領域で支援が行われている．他の専門職と比べ，作業療法は幅広い領域で，発達障害の支援に関与している．保健事業や特別支援教育に関わる作業療法士，児童発達支援事業，放課後等デイサービスに勤務する作業療法士も増えている．養成校でも発達障害の講義や実習が行われ，「作業療法は発達障害児を支援する専門職」であることに，作業療法士は何の疑いも持たなくなっている．しかし，

　　・作業療法は発達障害に効果があるというエビデンス（科学的根拠）はあるのだろうか？

　　・作業療法は何に効果があるのだろうか？

　　・作業療法士は，エビデンスに基づき発達障害の作業療法を説明できるのだろうか？

　作業療法は，現在および将来の対象児の生活，社会への主体的適応能力を，苦手な能力の発達・向上のみでなく，得意な能力の活用や，個人を取り巻く環境も含め治療・支援する専門職である．その治療・支援の特徴は医学（脳科学，発達科学）を主に，心理学，教育学，社会学等，幅広い知識を活用し，その個人が主体的に取り組める興味ある活動を用いることにある．

**　　　対象児の個別の作業の障害に対し**

**　　　　　対象児が主体的に取り組める作業を用いて**

**　　　　　　現在・将来の作業の改善・発達を促進する**

　この一見，単純と思える治療・支援は奥が深く，経験を重ねるほどエビデンスに基づき説明することの難しさに，気づかされる．

　主体的に取り組める興味ある活動は，他の専門職からは，遊んでいるだけと言われる．理解してもらいたいと思い，作業療法の専門用語を使い説明する．より怪しくなるのが自分でもわかる．

　それとは逆に，子どもが難しい生活動作や行為を繰り返し練習する支援は，誰が見てもわかりやすい．それは作業療法なのか？　作業療法の目指す「適応」といえるのか？　発達障害を対象とした作業療法に限らず，

　　・エビデンスに基づき対象児の作業の障害を評価，解釈し，治療仮設を立て，

　　・エビデンスに基づき対象児が主体的に取り組める治療プログラムを作成し，

　　・治療中の対象児・者の反応を読み取り，その反応をエビデンスに基づき説明し，

　　・エビデンスに基づき対象児の作業の改善・発達が促進された理由を説明できる，

ができることで，「作業療法は発達障害児を治療，支援する職種」であると自信をもって言える．

　現代の科学をもってしても，発達障害についてわかっていることは，わずかである．そのた

め，作業療法の評価から治療すべてを，エビデンスに基づき説明することは不可能である．しかし，作業療法が治療である以上，自分が行っている作業療法のより多くをエビデンスに基づき説明できるよう努力し続けなければならない．

　20年以上前，著名な外国の作業療法士に治療を見てもらった際，治療中に何度も"What are you doing now?"と投げかけられた経験がある．後のフィードバックで「答えが合っているかどうかは問題ではなく，説明できないことが問題である」と言われたことを思い出す．

　作業療法士は，"What am I doing now?"を自身に問い続けなければならない．本書がその問いの答えを探す一助になれば幸いである．

　2021年9月

執筆者を代表して　加藤寿宏

編著者一覧

編著者　**加藤　寿宏**　関西医科大学リハビリテーション学部
　　　　松島　佳苗　関西医科大学リハビリテーション学部
著　者　**高畑　脩平**　藍野大学医療保健学部

【編著者略歴】

加藤　寿宏（かとう　としひろ）

関西医科大学リハビリテーション学部　教授，博士（作業療法学），作業療法士，公認心理師
京都大学医療技術短期大学部助手などを経て，現職．
日本発達系作業療法学会会長，日本感覚統合学会副会長
研究分野は小児期リハビリテーション．主な研究テーマは，神経発達症の作業療法（学校作業療法，感
覚統合療法），小児がんの作業療法．

松島　佳苗（まつしま　かなえ）

関西医科大学リハビリテーション学部　准教授，博士（人間健康科学），作業療法士，公認心理師
京都大学大学院医学研究科人間健康科学系専攻助教などを経て，現職．
研究分野は小児期リハビリテーション．主な研究テーマは，神経発達症の感覚特性ならびに協調運動の
神経基盤の解明と作業療法の臨床研究．

【著者略歴】

高畑　脩平（たかはた　しゅうへい）

藍野大学医療保健学部　講師，修士（教育学），作業療法士
白鳳短期大学リハビリテーション学専攻講師を経て，現職．
研究分野は小児期リハビリテーション．主な研究テーマは，読み書き障害の評価・支援方法の開発研
究，感覚統合理論を活かした保育活動に関する実践研究．

目　次

Ⅲ　注意欠如多動症の理解と作業療法

Ⅳ　限局性学習症の理解と作業療法

神経発達症群/神経発達障害群と作業療法

1：神経発達症群/神経発達障害群とは

　近年，「発達障害」という用語を日常で耳にする機会も増え，マス・メディアで取り上げられることも多くなっている．一方，国内の法律や教育・医療制度において，その定義は一貫しているとはいえない．本書では 2013 年に改訂された米国精神医学会の Diagnostic and Statistical Manual of Mental Disorders, Fifth Edition（DSM-5）に基づく神経発達症群/神経発達障害群（以下，神経発達症）の概念を用いる．DSM-5 は，国際的に広く用いられている診断基準であり，数多くの神経発達症に関する研究論文で用いられている．対象児がどのような診断をどのような診断基準で受けているのかを知ることは，臨床においても，基礎研究の内容を理解するうえでも不可欠である．

　神経発達症は発達期に生じ，対人交流，学習，仕事などの場面で困難を生じる障害の総称である．神経発達症には，「知的能力障害群：intellectual disabilities」，「コミュニケーション症群（コミュニケーション障害群）：communication disorders」，「自閉スペクトラム症（自閉スペクトラム障害）：autism spectrum disorder（ASD）」，「注意欠如・多動症（注意欠如・多動障害）：attention-deficit/hyperactivity disorder（ADHD）」，「限局性学習症（限局性学習障害）：specific learning disorder（SLD）」，そして「運動症群（運動障害群）：motor disorders」等が含まれている．これらは併存することが多く，DSM-5 では，その旧版である DSM-IV-TR では認められていなかった自閉スペクトラム症と注意欠如・多動症の併存などが新たに認められた．

　さらに，2022 年 3 月には DSM-5 の改訂版である DSM-5-TR が刊行され，日本語版も 2023 年に出版されている．DSM-5-TR では，「知的能力障害群 intellectual disabilities」が「知的発達症群：intellectual developmental disorders」となり，他の神経発達症群の日本語表記もすべて「症」に統一されたため，本書においても，DSM-5-TR に基づく疾患名で表記する．

　「知的発達症」は，全般的な知的能力の障害と適応能力の障害である．「コミュニケーション症群」には言語障害や発話・発音の障害（語音・流暢性）などが含まれる．また，「運動症群」には，「発達性協調運動症：developmental coordination disorder（DCD）」が含まれている．本書では，作業療法士が支援する機会が多い「自閉スペクトラム症：autism spectrum disorder（ASD）」，「注意欠如多動症：attention-deficit/hyperactivity disorder（ADHD）」，「限局性学習症：specific learning disorder（SLD）」を中心に，脳科学を中心とする研究と，そこから得られる知見に基づき実践される作業療法の観点を紹介する．

文 献

American Psychiatric Association（2013）. Diagnostic and Statistical Manual of Mental Disorders, Fifth Edition. American Psychiatric Publishing.

日本精神神経学会監修（2023）. DSM-5-TR 精神疾患の診断・統計マニュアル. 医学書院

2：神経発達症の作業療法において共通する観点

　近年，高次の認知機能に不可欠なものとして「身体」が注目され，認知は感覚や運動といった身体の働きを基盤にしていると考えられている．このような認知に対する考え方を，「身体化による認知（embodied cognition）」という（Wilson, 2002）．認知機能が飛躍的に発達する幼児期における「身体」の役割について考えてみる．就学前の子どもがよく遊ぶ変形・合体ロボットのおもちゃは，大人が取扱説明書を見て行っても完成に苦労する．しかし，子どもは手を使い試行錯誤しながらも短時間で，ロボットを変形・合体させ遊び始める．身体を介して対象や環境にかかわり，学習する過程が円滑で柔軟であるからこそ，さまざまなことを吸収し，学習していくことができる．

　「身体化による認知」は，ロボット開発においても注目されており，環境とかかわりながら学習するロボットの開発が進められている．ヒトやロボットの学習において身体の物理的・幾何学的性質が重視されるようになり，身体と環境との相互作用により脳は発達するという考えが主流となってきている．このような考えは，ヒトの発達を考えれば，当たり前のことなのかもしれない．子どもは，生活の中で身体を通しあらゆる環境とかかわり，さまざまなことを学習し，さまざまな能力を発達させる（図1）．このプロセスは「見つける」「かかわる」「繰り返す」「学ぶ」から成り，子ども自身がこのプロセスを積み重ねることで，子どもは自らの力で発達していく．

　作業療法士は，子どもの生活に焦点を当て支援を行う．その支援の目標は，「子どもの生活」が子どもの発達の原動力となる場となるようにすることである．本来，生活の場は子どもの発達の原動力となる場であるが，神経発達症の子どもにとっては，そのような場にならないことも多い．ASD 児の特徴である，興味が限定されている場合，生活の中からかかわるものを「見

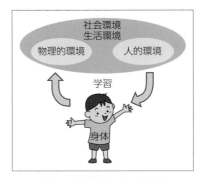

図1　身体化による認知

つける」ことが難しい（もしくは，いつも同じ物を見つける）．行為機能の問題（dyspraxia）で「どのようにかかわってよいのかわからない」「いつも同じかかわり方になってしまう」，感覚処理の問題で「かかわることができるものが限定される」，協調運動が難しく「うまく操作することができない」等の臨床像がある ASD 児も多い．理由はさまざまであるが，自ら「見つける」「かかわる」「繰り返す」「学ぶ」ことは難しくなる．

協調運動の障害は，「かかわる」ことに直接関係する重要な要素であり，「繰り返しかかわってもうまくいかない」→「学べない」→「学べないからおもしろくない」→「おもしろくないからかかわらない」→「かかわれるものが限定される」という悪循環を引き起こす．このような協調運動の障害による悪循環は，新たな環境へのかかわりを妨げ，こだわりといった行動の問題にもつながる可能性もある．また，かかわることができるものが限定された結果，協調運動の発達が阻害される可能性もある．「見つける」「かかわる」「繰り返す」「学ぶ」は循環するため，1 つの過程に困難さがあれば，その影響はすべてに波及する．これは逆に捉えれば，1 つの過程がうまくいけば，他の過程にもよい影響が及ぶということでもある．

神経発達症の支援は，個々の疾患，年齢，性別，環境などにより重視するべき内容は異なるが，まずはじめに，作業療法において重視するべき観点である身体，協調運動，行為機能，感覚処理の 4 つについて概要を説明する．

［1］身体とは

子どもの発達は環境との相互作用が重要であること，環境と相互作用するためには脳だけでは不十分で，実際に環境とかかわるための「身体」が重要であることは前述した．では，環境とかかわり，身体化による認知を実現するために必要な身体とはどのようなものであろうか？

1 身体構造の自由度とわがままになる身体

環境にかかわるための身体として，「身体構造の自由度」が考えられる．関節が多く，関節の運動方向が多様で範囲が広く，強い力で速い速度の動きが可能であれば「身体の自由度」は高いことになる．人は環境に適応するために，長い年月をかけ身体の構造や運動を進化させてきた．人に特有な直立二足歩行や母指の対立運動はその代表であろう．しかし，「身体構造の自由度」がいくら高くても，自分の思うがまま（わがまま）に制御ができなければ，意味はない．「身体構造の自由度」の障害の例としては，先天性四肢形成不全症や分娩麻痺がある．自分の思うがままに制御できない障害の例としては，脳性麻痺等の脳障害に起因する運動障害が該当する．これは「身体の制御」の障害である．

神経発達症の場合，「身体構造の自由度」や「身体の制御」に明らかな障害はないため，環境とかかわるための「身体」に問題がないように考えられるかもしれない．しかし，神経発達症の当事者である小道（2009）は，自分の身体に関して，「私は着ぐるみの中におさまっているような感じがするときがある．思ったより自分の腕が長かったり，思ったより自分の足が短かっ

たり，何年たっても慣れない自分という容器」「多くの人々は automatic に体を操れるの？」と述べている．

　これらは，神経発達症の人にも，「身体の制御」の障害があることを示唆している．

② 運動主体感

　「身体」は自己の認識にも重要な役割を果たしている．自己認識，すなわち「自己（self）とは何か」という問いに対し，Gallagher（2000）は narrative self と minimal self に分けることを提案した．narrative self は回想し自己に語る（ナラティブ）自分でありアイデンティティーと同義語である．一方，minimal self は一時的なものであり，自分が今ここに存在しているという最も基本的な自己感覚である．さらに，minimal self を構成する要素に，「運動主体感（sense of self-agency）」と「身体所有感（sense of self-ownership）」があるとした（図2）．

　「運動主体感」は身体の運動を起こしているのは自分であるという感覚である．「身体所有感」はこの身体は自分のものであるという感覚である．他人に自分の腕を持ち上げられたときは，自分で運動を起こしている感覚，つまり運動主体感は生じないが，その腕は自分の身体であるという身体所有感は生じる．一方，自分で腕を上げる場合は，運動主体感も身体所有感も同時に生じる．このとき，思うがまま・予測したとおりに動くということが，運動主体感を生じさせるうえで重要となる（p51 参照）．この世の中で，最も思うがまま・予測したとおりに動かせるものが自己の身体である．自己の身体以外のものは，自己身体のように動かすことができないため，運動主体感は生じない．つまり，自己とそれ以外（他）の区別に運動主体感は重要な役割を果たしている．運動主体感を主とした minimal self は，内臓感覚を含むセイリエンスネットワークの一部であると考えられている（虫明，2019）（p31 参照）．

③ 運動主体感と自己認識

　運動主体感は自己認識との関連の中で論じられてきた．Rochat（2003）は自己認識の発達に5つの段階を設定した（表1）．ここでは，段階1〜3を解説する．

　段階1は，自他の区別である．発達初期にみられるものとして，自己身体と他者身体由来の触覚刺激を区別する double touch が知られている．生後24時間以内の新生児でも，自分の手で自分を触れる double touch（例：顔と手の両方に触覚刺激が入力，図3）と他者から触れら

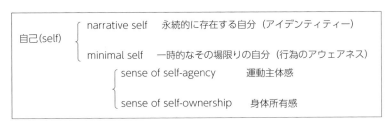

図2　自己とは何か

（Gallagher, 2000 より一部改変引用）

表 1　自己認識の発達の 5 段階

段階 1	自他の区別 (differentiation)	自己の身体に由来する感覚運動と他者の身体に由来する感覚運動を区別できる段階
段階 2	自己の環境への位置づけ (situation)	自己の運動が外界に作用している感覚（自己効力感）をもつ段階．固有受容感覚と視覚フィードバックなどにより，自分と関係のある外界を見い出していくことのできる段階
段階 3	自己映像の認識 (identification)	鏡の中の自分を「わたし」であると認識できる段階
段階 4	永続的な自己認識 (permanence)	「いま」・「ここで」の認識を越えて，自己の永続性に気づく段階
段階 5	メタ的自己認識 (self-consciousness or meta self-awareness)	一人称的視点からでなく，三人称的視点からも自己を認識できるメタ認知的段階

(Rochat, 2003 を参考に作成)

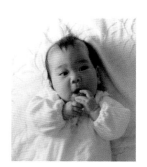

図 3　double touch

れる刺激（顔のみに触覚刺激が入力）を区別している（Rochat ら，1997）．

　また，自他の区別を前述した運動主体感という視点でみると，double touch は固有受容感覚（運動感覚）を伴う自分の手の運動であるため，他者からの刺激と比べ，顔への触覚刺激を予測しやすく，運動主体感が生じる．すでに，在胎 19〜35 週の胎児において，手を口に持っていく際に予期的に口を開けることが報告されており（Myowa ら，2006），発達初期の運動主体感の存在が示唆される．

　段階 2 は，自己の運動が外界に作用している感覚（自己効力感）をもつ段階である．Rochatら（1999）は吸う圧（吸啜圧）に対応して音程が変化するおしゃぶりと，両者が対応しないおしゃぶりの 2 種類を，新生児と生後 2 カ月児に与えた．新生児は 2 種類のおしゃぶりによる吸啜反応の違いはなかったが，生後 2 カ月児は吸啜圧と音程が対応するおしゃぶりにより多くの吸啜反応を示した．また，生後 2 カ月の赤ちゃんの足にひもをつけ，足を動かすと目の前のモビールが動くようにしておくと，この関係に気づき足蹴りが増加する．生後 2〜3 カ月ごろから始まる hand regard は，動かしている自分の手をじっと見るという行動である．このように生後 2〜3 カ月ごろは自己の運動とそれに伴う視覚的変化の随伴性が高いものに興味を示す傾向がある．

　Zmyj ら（2009）は，2 つの画面上の一方に乳児の実際の足の動きと時間的に随伴した足の映像を，他方に時間的に遅延を設けた足の映像を投影し，乳児の各映像に対する注視時間を調べた．その結果，生後 3 カ月児では，2 つの映像に対する選好の偏りはみられなかったが，生後

6〜9カ月に達するにつれ，時間的に遅延した映像をより長く見る傾向が確認された．

　これらのことから，子どもの発達は自己の身体運動を中心とする随伴性の高いものから低いもの，すなわち他（者・物）に興味・関心が変化することがわかる．この時期は，触覚刺激に対する反応として，くすぐりに対する反応も明確になり，その背景には自他の認識に基づく他者への関心が関連していると考えられる（根ヶ山ら，2005；根ヶ山，2016）．

　段階3は，鏡に映った自己像を自分であると認識することである．子どもに気づかれないように子どもの額や身体の一部にマーク（シールや口紅）をつける（マークテストもしくはルージュテストと呼ばれる）．鏡を見た子どもが鏡の像を自分であると認識すれば，自分の身体についたマークを探索する．1歳半〜2歳でマークを探索する反応がみられ，鏡に映る自分，すなわち視覚により自分を認識する（Amsterdam, 1972）．2歳前後で，恥ずかしがるような反応がみられるのも，このような自己認識の発達と関連していると考えられる．

　臨床場面では，子どもを観察する中で，自己認識の発達と関連した行動を確認することができる．例えば，ASD が示す常同・反復的な行動特性は，随伴性の高い刺激を選好しやすくなっている状況であり，運動主体感と関連した自己認識の発達が行動に影響しているとも考えられる．全般的な発達段階や感覚特性など他の要因を十分に考慮しなければならないが，子どもの行動特性（例：「なぜ，いつも紐や棒を振り，見続けたがるのだろう？」）について，その背景を理解する1つの糸口となる．そして，随伴性が高い活動・かかわりから低い活動・かかわりへ段階づけること（例えば，セラピストが子どものかかわりに対して常に同じ反応を返す［随伴性が高い］→反応に少し変化を加える［随伴性が低い］）や運動主体感に焦点を当てた支援が，子どもの自己認識の発達を促すことにつながる可能性がある．随伴性の段階づけを最も柔軟に細やかに行えるのはセラピストのかかわりであり，このとき，子ども自らが「自己の身体」を介して対象に対する変化をつくり出しているという運動主体感を伴うことが重要である．

④ 身体像（ボディーイメージ）と身体図式

　身体像（body image）と身体図式（body schema）に関する定義は明確にはされておらず，両者が同じ意味で使用されることも多い．身体像は，意識に上る自己身体についての視覚的なイメージであり，Rochat（2003）の自己認識の発達における段階3 自己映像の認識に対応すると考える．また，身体像は，身体の容姿などの精神的・心理的要素を含む自己像である（Naitoら，2016）．一方，身体図式は自己認識の発達段階1 自他の区別と，段階2 自己の環境への位置づけ〔自己の運動が外界に作用している感覚（自己効力感）をもつ段階〕と関連していると考えられる．

　身体図式は自動的，無意識的に参照される脳内にある自己の身体モデルである．この身体モデルは姿勢変化や道具の使用等による感覚情報の変化に伴い，更新される特徴をもっている（Headら，1911）．身体図式の定義には「固有受容感覚や触覚などの統合による神経的な姿勢モデルを形成するもの（Van Deusen, 1993）」，「脳に備えられている身体の地図である．これらの地図には身体各部の情報と，各部間の関係に関する情報，そして各部が行うことのできた運

動すべてについての情報が含まれている（Ayres, 1982）」，「姿勢や運動を絶えず調整するシステム，知覚モニタリングや意識的に考えることなしに機能する感覚–運動プロセスであり，触覚や固有受容感覚を伴った運動経験を通し獲得される（Gallagher ら，1995）」などがある．

身体図式と身体像の脳領域について，内藤（2018）は体性感覚領域，一次運動野，背側運動前野，補足運動野，帯状回運動皮質，被殻，小脳等の運動領野ネットワークで表現される脳内身体表現が身体図式であり，右下頭頂葉，44 野腹側運動前野，45 野を中心とした右下前頭–頭頂ネットワークで表現される脳内表現が身体像に近いと述べている．

身体図式は地理的要素と機能的要素に分けて考えると臨床像を理解しやすい（図 4）．地理的要素は身体のアウトラインに関する情報であり，これは車を運転する際の車両感覚に相当し，体性感覚，中でも触覚が重要となる．車両感覚がよいと道幅が狭くてもスムーズに運転できるが，初心者や乗りなれない車の場合，目で確認しながらのぎこちない運転となる．地理的要素に問題があれば，人や物にぶつかるなどの行動が頻回にみられるかもしれない．また，地理的要素は身体の位置関係を捉えるうえで重要であるため，リトミック，遊戯などの模倣が必要な活動が難しくなる．

機能的要素は筋力や姿勢バランス等の運動機能に関する情報であり，前庭感覚や固有受容感覚が重要となる．例えば，水たまりを跳び越えるかどうかを判断する際には，下肢の筋力や重心移動に対応するためのバランスなど，自己の総合的な運動能力に基づき判断を行っている．もし，機能的要素を過大に捉えている場合，自分の運動能力よりも高い能力を必要とする遊びや活動も躊躇なく行うため無謀で危なっかしくみえる．逆に運動能力よりも機能的要素を過小に捉えている場合，運動能力としてはできる遊びや活動も躊躇して避けてしまうため，消極的

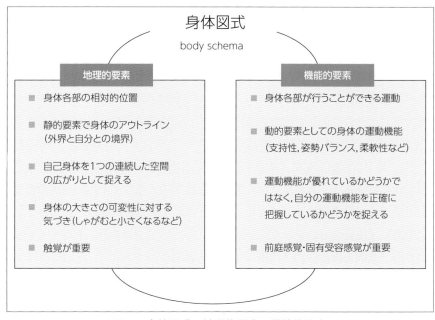

図 4　身体図式の地理的要素と機能的要素

で怖がりにみえる．加藤ら（2010）は3～10歳児を対象に子ども自身が前方に跳ぶことができるとイメージしている距離と実際に跳べた距離の差により身体図式の機能的要素を調査した．3歳児では約90％が実際に跳んだ距離よりも自分は遠くに跳べるとイメージしており，その距離も平均約2倍をイメージしていた（実際に跳べる距離は50 cmだが100 cmをイメージ）のに対し，4歳では平均0.7～1.3倍（実際に跳べる距離が50 cmの場合35～65 cmをイメージ）であり，跳ぶ運動能力は3～4歳にかけて急速に把握できるようになることを報告している．また，低年齢ほど過大評価をする割合が多く，3～5歳の子どもは自分の運動能力を過大評価する傾向があることも報告している．

保育では，「身のほど知らずの自信満々3歳児」「振り返り始める4歳児」といわれており，この研究結果と保育での子どもの様子は一致している．自分の運動能力を過大評価すること（身体図式の機能的要素を過大に捉える）は，環境に対するかかわりを積極的にし，結果，正確な身体図式の機能的要素の把握を促進している可能性もある．

臨床場面で就学前のASD児とかかわっていると，3歳児のように自信満々で積極的に環境に対してかかわることができる児は少ない．過大に身体図式の機能的要素を捉えることは，神経発達症の作業療法において否定的なものではなく，重要な発達過程の1つかもしれない．

5 模　倣

人は他者から多くのことを学ぶ．他者の行為から学ぶうえで，模倣は効率的な学習方法である．

Tomaselloら（1993）は，模倣を意図的でない模倣のmimicと意図的な模倣として文化的学習を獲得するimitationに大別し，その下位分類としてmimicには，①刺激・強調（stimulus enhancement），②ミミック（mimic），③エミュレーション（emulation），そしてimitationには④真の模倣（true imitation）を分類している．ここでは，②ミミック，③エミュレーション，④真の模倣について解説する．

②ミミックは形態の模倣であり，他者の運動・動作の目的を理解せずにその動作を再現することである（Tomaselloら，1993）．③エミュレーションは結果の模倣であり，他者の運動・動作の目的を理解し，それと同じ目的を達成するために，他者の運動・動作に注目することなく独自の実行方法をとるため，運動・動作は他者と同じではない（Wood，1989；Tomasello，1999）．これは，相手の行動を見て「ああすればこうなる」という事実は理解したが，意図は理解していない状態である．④真の模倣は，他者の動作をその動作の形態や適切な機能的文脈の両面で理解（他者の意図を理解）し再現することである（Tomaselloら，1993）．

Raoら（2007）は模倣能力の発達を，「身体バブリング」，「身体動作の模倣」，「対象物に対する行動の模倣」，「意図の推測」の4段階に分けた（表2）．

「身体バブリング」は新生児のrandom movement（乱雑運動）であり，模倣の前段階である身体運動を通した身体図式の発達に関与している．これには胎児の身体運動も含まれる．段階2の「身体動作の模倣」には，新生児の舌出し模倣を含んでいる．段階3の「対象物に対する

表 2　模倣能力の発達

段階 1	身体バブリング	新生児の random movement（乱雑運動）．模倣の前段階である身体運動を通した身体図式の発達に関与している．胎児運動も含めている
段階 2	身体動作の模倣	新生児の舌出し模倣も含む，身体動作の模倣
段階 3	対象物に対する行動の模倣	物に対する動作も模倣することができる
段階 4	意図の推測	相手の行動の背景にある意図や目的を理解しての模倣．真の模倣に対応する

(Rao ら，2007 を参考に作成)

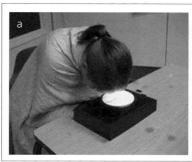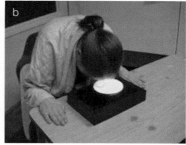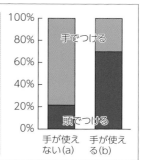

図 5　他者の意図理解（14 カ月児）

(Gergely ら，2002 より一部改変引用)

行動の模倣」は，顔を含めた自己の身体の動作のみでなく，物に対する動作も模倣することができる．最後の段階 4 の「意図の推測」は，相手の行動の背景にある意図や目的を理解しての模倣であり，Tomasello ら（1993）の真の模倣に対応するものであり，1 歳半前後から可能となる．

　Meltzoff（2007）は 18 カ月児に，目的ある試みに失敗した大人の行動（くっついたおもちゃをはがそうとして引っ張り，手を滑らせ落としてしまう）を見せたが，約 90％の子どもは大人の目的と意図を理解し，引っ張る動作を繰り返す，違う方法で引っ張る，声を出したりして大人に手伝いを求めるといった行動を見せた．

　Gergely ら（2002）は，14 カ月児を 2 グループに分け，押すと電気がつくタッチライトを大人が頭でつける映像を見せたのち，子どもがどのような方法で電気をつけるのかを調査した（図 5）．一方のグループは手が使えない大人（図 5a）が，もう一方のグループは手が使える大人（図 5b）が頭でタッチライトをつける映像であった．映像を見せた後，手が使えない大人の映像を見た子どもは手を使い，手が使える大人の映像を見た子どもは頭でライトをつける割合が多かった．この結果から 14 カ月児は状況と行動から目的や意図を理解し（手が使える大人が頭でつけた場合は，遊びを目的として，手が使えない場合は電気をつける目的で行っている）模倣していることが理解できる．

　目的と行動と結果のすべてを模倣することは，初期の学習においては効率的であるが，環境に適応するには同じ目的や結果のために行動を修正・変更できる能力が必要になる．ASD 児の

中には，目的と行動と結果のすべてを模倣することは得意な一方で，同じ目的や結果のために行動を変更・修正することが難しい子どももいる．このような行動反応の特性は，行為機能の視点からも理解することができる（p13 参照）．

　ASD 児や知的能力障害児の中には，目的や意図を理解しないまま他者の行動と結果を自動的に模倣してしまう子どももいる．自己と他者を同一視することができれば，このような自動的な模倣は可能となる．しかし，相手の目的や意図を推察し模倣する（模倣能力の発達の段階 4 意図の推測）には，自他を区別し，自動的な模倣行動を抑制するための脳機能の発達が重要となる（乾，2013）．

　近年の ASD 児の模倣に関する研究では，目的が明確な模倣（goal-directed imitation）に関しては問題を示さないが，目的のない無意味な身体模倣（表情模倣などを含む）は問題を示すことが報告されている（Kilroy ら，2019）．つまり模倣の種類が異なることで，用いるストラテジーや関与する脳機能も異なっている可能性がある．臨床場面では，どのような模倣が可能で，どのような模倣が難しいのかを評価することにより，模倣活動（遊戯や運動会のダンス）や模倣に関連した機能（行為機能，共感など）を支援するための有用な情報を得ることができる．

［2］協調運動とは

　子どもの発達過程において，身体活動を介した子どもと環境との相互作用は重要である．この相互作用を円滑に行うには，協調運動が必要である．

　協調運動は，身体各部位が相互に調整を保った目的的かつ効率的な運動であり，神経系の調整により，どの筋を（どのような筋の組み合わせで），どのタイミングで，どのくらいの強さで収縮させるのかが重要となる．また，組み合わせる筋肉も，
・肘関節の屈筋と伸筋のように 1 つの関節での協調
・リーチ動作のように肩，肘，手関節といった一肢の中での協調
・左右の上肢に代表される左右両側の協調
・手と口，手と足といった身体間での協調
・体幹等の中枢部を土台とした四肢の協調
・目と手の協調性に代表される感覚器官との協調など，
さまざまな協調運動がある．

　小児期の協調運動障害と聞き，最初に思い浮かぶのは脳性麻痺，頭部外傷や脳血管障害，脳腫瘍等を原因とする小脳障害であろう．このような小脳の器質的障害は，姿勢バランスの障害，運動失調，測定障害，構音障害，拮抗運動反復障害等の明らかな神経学的徴候として目に見える協調運動障害を呈し，日常生活動作に困難をきたす．小脳障害による協調運動障害は狭義の解釈と考えられるが，大脳基底核や錐体路の障害も，その障害が軽度であれば協調運動障害として捉えられることがある．また，筋や関節，体性感覚等の障害を原因とする協調運動障害も存在する．

表3　発達性協調運動症　DSM-5

A. 協調運動技能の獲得や遂行が，その人の生活年齢や技能の学習および使用の機会に応じて期待されるものよりも明らかに劣っている．その困難さは，不器用，運動技能の遂行における遅さと不正確さによって明らかになる
B. 運動技能の欠如は，生活年齢にふさわしい日常生活活動を著明および持続的に妨げており，学業または学校での生産性，就労前および就労後の活動，余暇，および遊びに影響を与えている
C. この症状の始まりは発達段階早期である
D. この運動技能の欠如は，知的能力障害（知的発達症）や視力障害によってはうまく説明されず，運動に影響を与える神経疾患によるものではない

　神経発達症の協調運動障害は，発達性協調運動症（DCD）として医学的診断（表3）がなされ，ASD，ADHD，SLD との併存も多い．DCD は，①明らかな小脳や基底核等の脳障害や筋，関節，感覚障害によるものではない．②そのため，動作そのものができないのではなく，運動がぎこちない，不正確，時間がかかる，仕上がりが雑などの臨床像としてみられる，③その影響が日常生活や学校での活動，余暇や遊びに影響を及ぼす，である．さらに，協調運動障害は，孤立，いじめ，不安，情緒社会性，自己肯定感，社会コミュニケーション等の情緒・社会性にも影響を及ぼすことが報告されている（Dewey ら，2002；Piek ら，2008；Lingam ら，2012）．そのため，協調運動障害は神経発達症の作業療法において重要な支援対象の1つとなる．

［3］行為機能（praxis）・行為機能障害（developmental dyspraxia）とは

　新奇の物理的環境へかかわる際に，神経発達症では「うまく操作できない」といった協調運動の問題や，「どのように操作してよいかわからない」といった行為機能の問題がみられることがある．行為機能と協調運動の問題は，物理的環境へのかかわりにくさという点で類似している点が多い．

　主として左前頭葉，頭頂葉障害に起因した後天性の行為の障害は失行（apraxia）といわれる．失行は運動麻痺や感覚障害がみられず，要求されている運動を理解しているにもかかわらず，獲得されていた習熟した動作ができない障害である．

　神経発達症にみられる行為の障害は発達性の行為機能障害（developmental dyspraxia：以下，行為機能障害）といわれている．Sanger ら（2006）は小児期のネガティブな運動徴候として，筋力の弱化，選択的運動（分離運動）の減少，失調，行為機能障害をあげている．行為機能障害も成人の失行と同様，筋力の弱化，選択的運動の減少，失調や不随意運動では解釈できない複雑な運動遂行や運動学習の障害である．行為機能障害は，熟練を要する課題，遊びから生活に至るまでのすべての側面に影響するため（Bowens ら，1999），早期からの支援が重要となる．

　行為機能障害と DCD は，明らかな感覚，運動障害に起因しない高次な運動の障害であることは共通しているが，両者を明確に分類する定義はなく，DCD と行為機能障害は同義語であるという見解を示している文献（Gibbs ら，2007；Missiuna ら，1995）から，DCD と分けて捉え，行為機能障害を身振り（抽象・具象）や模倣の障害とする文献（Cermak，1985）までさま

		入力様式・提示様式		
		言語指示	モデル（視覚）提示	道具使用
出力様式	他動詞的	言語指示による パントマイム	パントマイム 模倣	道具使用のパ ントマイム
	自動詞的	言語指示による象 徴的動作の模倣	象徴的動作 の模倣	
	意味がない		意味がない 動作の模倣	

図6　Florida Apraxia Screening Test 下位検査の構成
(Gizzonio ら，2015 より一部改変引用)

ざまである．後者は，成人の失行を基盤とした行為機能障害の捉え方であり，ASD 児を対象と
した基礎研究においても成人の失行に類似する研究が行われている．

　一方，神経発達症の作業療法において行為機能障害を考える際，最もよく用いられるものは
Ayres（1972a）の感覚統合理論に基づく概念である．Ayres（1985）は，子どもの行為機能障
害と成人の失行は，発達過程にある脳と成熟し機能分化した脳という点からも大きな違いがあ
るとし，子どもの行為機能障害には感覚処理の問題が関連している点を強調している．

[1] 成人の失行の考えに基づく行為機能障害

　行為のカテゴリーとして，物品を使用するような動作〔他動詞的（transitive）行為〕と，物
品を使用しない，他者に対して何かを伝達する意味をもち社会的慣習的に用いられるような身
振り動作〔自動詞的（intransitive）行為〕，および他動詞的行為にも自動詞的行為にも属さな
い無意味動作がある．

　成人の失行の考えに基づく行為機能障害は他動詞的な身振り（道具使用のパントマイム），自
動詞的な身振り（バイバイ等の象徴的動作），意味がない動作の模倣，運動企画能力と関連する
問題によって特徴づけられ，これらの問題が対象物との概念的で新奇な方法でかかわることの
難しさとして観察される（Bodison, 2015）．

　成人の失行の考えに基づく行為機能障害の評価に使用されている検査方法はさまざまである
が，その中でも Florida Apraxia Screening Test（日本では標準化されていない）が国外の研
究では多く用いられている．Florida Apraxia Screening Test 下位検査の構成を図6 に示す．

[2] 感覚統合理論（Ayres）に基づく行為機能障害

　行為機能（praxis）は，新しい，不慣れな活動を観念化（ideation, conceptualization）し，順
序立て（sequencing），運動を実行（execution, executing the action）する能力である（Ayres,

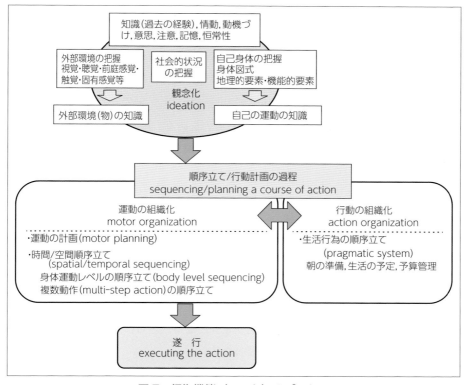

図7　行為機能（praxis）のプロセス

（Ayres, 1985；Roley ら，2007 を参考に作成）

1985）．実際に観察できる行為機能障害は，運動や行動上の困難であるため，行為機能障害は
「運動の実行（execution）」の問題であると思われやすい．「運動の実行」は行為機能のプロセ
スには含まれるが，行為機能障害の中心は運動・行動の企画に該当する「観念化」と「順序立
て」の問題である（Ayres, 1985）．これは，行為機能障害が成人の失行と同様に，運動麻痺等
による運動障害が原因ではないことを示している．

　では，感覚統合理論に基づく行為機能障害と協調運動障害，身振りや模倣とはどのような関
係があるのであろう．

　行為機能のプロセスを図7に示す．行為機能は「新しい，不慣れ」な活動を行う際に必要と
なる能力である．新しい，不慣れな活動であるため，まずはじめに「こんなことをしてみよう」
というアイデアがひらめくことが必要となる．このプロセスが観念化であり，対象物や環境に
ついての知識，対象物のおかれている環境，本人の動機や意思が必要となる．

　観念化において模倣は欠くことができない能力の1つである（p8 参照）．完全にオリジナル
で新しい活動を考えることは，ほぼ不可能であり，たいていの場合は，他人が行っていること
を見たり，過去に自分が行ったことを応用して行っている．観念化のプロセスでは，自己の身
体図式（p6 参照）と外部の対象物，環境の状況を照合することも必要となる．例えば，スクー
ターボードを初めて行う場合，過去のテレビ等から得た知識からサーフィンのように立って乗

ることを思いつくが，スクーターボード（滑りやすく不安定な対象物），床（フローリングは硬いので転ぶと痛い）と自分の身体図式（主には，自分の運動能力に関する情報）を照合させた結果，立って乗るよりも腹臥位で乗るという方法を選択する場合もある．

行為機能の次のプロセスとして，順序立て/行動計画の過程（sequencing/planning a course of action）がある．これは運動企画，順序立て，シークエンシング，プランニング，プログラミング，運動の組織化等，他の用語で説明される場合もある．観念化が，「こんなことをしてみよう」というひらめきであるのに対し，順序立て/行動計画の過程は，そのひらめきを実現するための具体的な手順を考えるプロセスである．

縄跳びを例にとると，まず，両手で縄飛びを持って，左右同時に縄を回して，適切なタイミングで飛ぶという手順となる．まずは，この手順を認知的に考えることが重要となる（運動の計画）．しかし，運動の計画がわかったからといって，実際にできるわけではない．身体運動として実現するプロセスが，次の身体運動レベルの順序立て（協調運動と同義語として捉えられる）となる．このプロセスにおいては，手順の順序が入れ替わってしまうことはもちろんであるが，左右で縄を回すタイミングや縄の動きと飛ぶタイミングがずれるとこの活動はうまくいかない．順序・タイミングといった時間協調が重要となる．さらに，関節運動をどの組み合わせで行うかという身体部位の空間協調も必要となる．

順序立て/行動計画の過程は，身体運動レベルから行動レベルまでを含むものとして考えられている．縄跳びは１つの動作の順序立てであるが，複数の動作を時間に沿って順序立てることも必要となる．例えば，野球では打ったら走ることが必要であり，「打つ」動作と「走る」動作の複数動作（multi-step action）が連続する．さらに，行動計画の過程は単に身体運動に限ったものでなく，朝の準備（顔を洗い→着替え→朝食を食べ→歯を磨く）や整理整頓等の日々の生活行為や行動の組織化や企画（実行機能として捉えることができる）も含み，その範疇は非常に広範囲である（Roleyら，2007）．これは，感覚統合理論における感覚-運動の発達が，より広い作業（生活行為）の発達の基盤にもなっていることを示している．感覚統合理論に基づく行為機能は，協調運動や模倣，身体図式，実行機能といったさまざまな機能を含む能力である．Ayres（1985）は，子どもの行為機能の問題には，感覚処理が影響している可能性を示唆しており，階層的な発達モデルを考慮した支援を提案している．このモデルにおいては，身体の感覚（触覚・固有受容感覚・前庭感覚）が特に重要な役割を担っていると考えられている．

［4］感覚処理（sensory processing）とは

感覚処理障害（sensory processing disorder）は，神経発達症の当事者が語るエピソードの中でも報告されるようになり（綾屋ら，2008；グランディン，2014），社会的にも広く知られるようになってきている．感覚処理の問題は日常生活や社会参加にも影響を及ぼすため，早期からの支援は重要である．しかし，感覚処理障害に関しては，その機序を含め神経生理学的メカニズムなど明らかになっていない点が多い．近年，さまざまな領域で研究が進んできている一

方で，領域間において用語や分類が統一されていない側面もある．そのため，本項では感覚処理やその障害について考えるうえで，その用語や分類，そして臨床モデルに関して説明する．

① 感覚処理の概念

感覚処理とは「外界から脳への感覚入力とそれに基づく個々の行動反応を生成することである（Schauderら，2016）」，「神経系が感覚情報を統制することであり，"登録（検出）""調整""識別""統合"そして"感覚情報をまとめあげること"などが含まれる（Hanftら，2000）」．「統合」ということばから「感覚統合（sensory integration）」をイメージする作業療法士も多いのではないだろうか．類似する用語に「多感覚統合（multisensory integration）」があり，近年，神経科学等の領域で注目されている．「多感覚統合」は1つの感覚モダリティが別の感覚モダリティに与える影響であり，特定の知覚変化などが神経科学や心理学における研究対象となっている（Cascioら，2016）．身近な例としては，衛星中継等で生じる画像と音声のズレに対する違和感も，視覚と聴覚の統合に関連して生じる現象の1つである．

一方，作業療法の領域では，感覚情報を解釈し行動を組織化する中枢神経系のシステムとして「統合」を捉えており（Ayres, 1972b），子どもの日常生活や発達全般を支えるものであると考えている．「多感覚統合」の発達的側面について，和田（2008）は，感覚間の統合システムの発達的変化は，知覚系全体の精密化の現れであるとも述べている．新生児の神経系が未分化な状態でみられる感覚間の統合は，発達過程でいったん減少し，機能分化した皮質がネットワークを形成することで，ふたたび観察されるようになることが報告されている（和田，2008；和田ら，2009）．このような点を踏まえると，「統合」という用語が指し示す内容は学問領域による違いはあるものの，より高次な機能を獲得していく発達過程において重要であるという同一の考えに基づいているといえるだろう．

Millerら（2007）は，感覚処理障害は1つの疾病分類の総称であるとしており，「感覚調整障害（sensory modulation disorder：SMD）」，「感覚ベースの運動障害（sensory-based motor disorder：SBMD）」，「感覚識別障害（sensory discrimination disorder：SDD）」の3つのタイプを提唱している（図8）．

② 神経学的閾値（neurological threshold）

感覚処理に関する臨床モデルにおいて，神経学的閾値とは，「脳が感覚刺激の入力を登録するために必要な刺激量のことである（Schauderら，2016）」とされている．臨床的に低閾値は，より少ない感覚入力により反応が引き起こされる状態であり，高閾値は反応を引き起こすためにより多くの感覚刺激が必要な状態である．神経学的閾値に基づくモデルとして代表的なものが感覚プロファイルで用いられているDunn（1999）のモデル（図9）である．

Dunn（1999）は，高閾値から低閾値までの神経学的閾値の連続体を1つの軸として捉え，その軸上で刺激への反応が最も生じる可能性が高い点を，その感覚刺激に対するその子どもの閾値であるとしている．神経学的閾値を想定したDunn（1999）のモデルは，質問紙から得られ

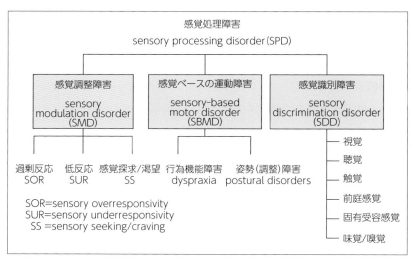

図 8　感覚処理障害（SPD）の分類

（Miller ら，2007 より一部改変引用）

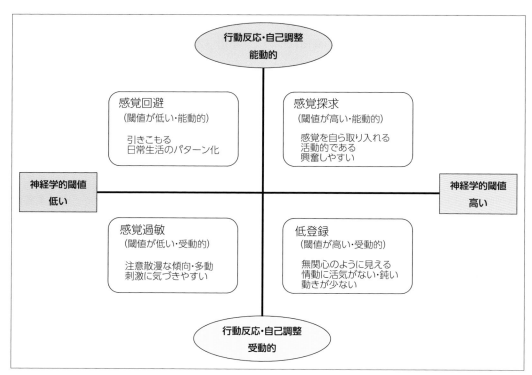

図 9　Dunn による感覚処理モデル

（Dunn, 1999 を参考に作成）

る観察可能な行動反応に基づくものであり，感覚刺激に対するニューロンの閾値を直接計測しているものではない．神経生理学の領域では，閾値はニューロンレベルで用いられる用語であり，活動電位発生の際に観察されるものを指す．また，知覚心理学の分野では，「顕在的な（意

識的な）知覚体験を引き起こすために最低限必要な刺激強度」を閾（threshold）としており，視覚を例にあげると，刺激の提示時間や輝度など物理的刺激に対する知覚の閾を計測する（八木, 2014）．顕在的な感覚刺激に対して行動反応を引き起こす閾値という点では，神経生理学よりも知覚心理学における閾の概念が，作業療法で用いられる神経学的閾値により近いと考えられる．ただし，人間の行動には無意識レベルでの知覚過程（閾下知覚：subliminal perception）が影響することも明らかとなってきており，閾の捉え方が変遷してきている部分もある（八木, 2014）．

感覚刺激が中枢神経系の処理を経て実際の行動につながるまでには，物理的な刺激量以外の要因が影響しており，個人の神経学的閾値も常に一定ではないと考えられる．つまり，物理的には同じ刺激量であっても，精神的・身体的な状態（不安が高い状態 or 不安が低い状態），刺激を受ける状況（例：慣れ親しんだ環境 or 不慣れな環境）や過去の体験（例：嫌な体験 or 楽しかった体験）などの影響によって，神経学的閾値が個人内で変動する可能性がある．

③ 馴化（habituation）

馴化とは「繰り返される感覚刺激に対して神経系の反応が減少すること（Schauder ら, 2016）」である．日々の生活で得られる無数の刺激に対処するには馴化が必要であり，馴化が難しいと常に刺激に対して反応し，注意散漫などの行動反応を示す（Dunn, 1999）．私たちは，意図的に注意を向けなければ，着ている衣服の素材を知覚し続けることはない．触覚刺激の馴化に問題があれば，衣服の素材や縫い目などの情報に常に悩まされることになる．

乳幼児期の発達において，馴化はすでに知っているものから知らないものへ知覚処理のリソースを移行させることに関与し，学習を促進し，環境の変化に適応することを可能にしている．

馴化に対して鋭敏化（sensitization）は，神経系の反応を増加させることであり，刺激に反応するために必要である．

④ 感覚刺激に対する行動反応の分類
a．行動反応の分類と用語

感覚刺激に対する行動反応はいくつかに分類されるが，さまざまな表現が用いられているため，それらの分類と用語を整理しておきたい．本書では，DSM-5 の診断基準に基づき ASD 児の感覚特性をまとめた Schaaf ら（2015）の論文を基に，「過小な反応」，「過剰な反応」，「環境の感覚的側面に対する並外れた興味」について記述している．これは，行動反応に関する分類であるため，背景にある神経基盤に基づいて分類されているわけではない．また，1 つの感覚モダリティにおいて，過小な反応と過剰な反応の両方を示す児も多い．また，過小な反応から過剰な反応の間で変動することもある．

a．過小な反応（hypo-reactivity）：行動反応として，定型的な反応よりも感覚刺激に対する反応が極端に少なく・弱い場合であり，類似の用語として表4がある．

表4 過小な反応に関する用語

用 語	解 説
poor registration/ low registration	感覚刺激への気づきが少なく，登録されにくい，神経学的閾値が高く，受身的な自己調整のストラテジーをもちいる
sensory under-sensitivity sensory under-responsivity	感覚入力に気づきにくく，反応するまでに時間がかかる 感覚入力に反応しない
hypor-esponsiveness	感覚入力に対し反応が弱く，遅く，減少している 感覚刺激に反応するためには，いくらかの，もしくはより強い手がかりが必要かもしれない
hypo-reactivity	感覚刺激の入力に反応しない，入力を感じるには刺激量を増やす必要があるかもしれない 温度（温・冷）や痛みに対する反応の弱さも含まれるかもしれない
hypo-sensitivity	感覚入力に対して低反応性を示す

(Schaaf ら，2015 より一部改変引用)

b. 過剰な反応（hyper-reactivity）：行動反応として，定型的な反応よりも感覚刺激に対する反応が極端に多く・強い場合であり，類似の用語として表5がある．

c. 環境の感覚的側面に対する並外れた興味（unusual interest in sensory aspects of environment）：行動反応として，定型的な反応よりも過剰に感覚刺激に対して興味を示したり，感覚刺激を求めたりする場合であり，類似の用語として表6がある．

b. 感覚刺激を求める行動の理解と支援

感覚刺激を求める行動は，それが並外れている場合には3つの行動反応のうち，「環境の感覚的側面に対する並外れた興味」に該当すると考えられる．

ただ，子どもが感覚刺激を求める遊びを楽しむことは定型的な反応であり，発達過程において感覚-運動の経験は重要である．また，感覚刺激を求める行動は，自己調整のために行われることもある．緊張したときにウロウロしてしまう，勉強や仕事の合間に身体を動かすとスッキリする，ガムを噛むことで集中力が高まるなどがその例である．咀嚼が覚醒を高め，ワーキングメモリや注意制御に促進的に働くことを明らかにした研究もあり（平野ら，2014），感覚刺激を求める行動は，覚醒や注意，情動反応を調整しようとしている行動として解釈することもできる．

感覚刺激に対する過小な反応や過剰な反応（非定型的な感覚機能）は，覚醒や注意と関連し，情動反応を引き起こしやすく，不安との関連も報告されている（South ら，2017；図10）．そのため，このような感覚特性がある子どもには，特定の感覚刺激を得る行動が自己調整に有効にはたらく場合がある．

さまざまな感覚刺激の中でも，固有受容感覚は，自己調整に関与することが多いことが知られている．「噛む」行動と重いものを運ぶような活動（heavy work）は，一見すると異なる行動であるが，固有受容感覚を得るという点では類似の活動であり，ともに自己調整に有効である．人によっては乗り物に乗るとよく寝られる（前庭感覚）や特定の香りによってスッキリし

表5　過剰な反応に関する用語

用　語	解　説
sensory sensitivity	神経学的閾値が低く，受身的な自己調整のストラテジーをもちいる，しばしば，注意散漫となる
sensory defensiveness	しばしば感覚刺激に対して否定的で，過剰な反応を示す 軽い接触（触覚）に嫌悪や不安を示すかもしれない
tactile defensiveness oral defensiveness visual defensiveness auditory defensiveness	接触や感触，手触りに対して強い反応や不安を示す 特定の食べ物や食感に対し反応を増大する 光に対して苦痛や不快を生じ，過剰な反応を示す 音に対し反応を増大する
hyper-responsiveness	感覚刺激に対して否定的になりやすく，過剰な反応を示す 刺激を避けるかもしれない
hyper-reactivity	特定の感覚入力に対し強い反応を経験しやすい，もしくは弱い刺激に対しても焦点を当てやすい 接触に対して否定的な反応を示す，もしくは音に対しストレスを経験しやすいかもしれない
sensory over-sensitiv-ity/responsivity	感覚入力に対して反射的に過剰な反応を示す 反応時間，強度，持続時間が増加するかもしれない ある特定の感覚刺激を避ける，もしくは否定的な情動反応，引きこもり，不機嫌，攻撃性を示すかもしれない
sensory hypersensitivity	他の人が無視すると思われる感覚刺激に対して反応を示す 弱い刺激への過剰な反応 感覚刺激は，過度に強烈なものであるかもしれない．例えば，光が耐えがたい明るさであるかもしれない
hypersensitive hearing, oversensitivity to sound, hyperacusis	音に対する反応の増大であり，通常の音が耐えられないほどの騒々しさとして知覚される
enhanced perception	特定の感覚刺激に対し気づきが増大する 絶対音感のような平均以上に正確な知覚を伴う （※ enhanced perception に関しては，知覚される刺激は増大しているものの，必ずしも行動反応として過剰な反応が引き起こされるわけではない．しかし，刺激に気づきすぎることで不安や否定的な反応を引き起こす場合はあるかもしれない）

(Shaaf ら，2015 より一部改変引用)

表6　環境の感覚的側面に対する並外れた興味に関する用語

用　語	解　説
sensory seeking	神経学的閾値が高く，能動的な自己調整のストラテジーをもちいる 感覚刺激を得るための活動を積極的に取り組み，ある特定の種類の感覚刺激や刺激量の増加を強く求める
sensory interests, repetitions and seeking behaviors	さまざまな感触や肌触りのものを触れるなど，強くて繰り返される感覚刺激の入力に対して強い興味を示し，刺激を強く求める

(Shaaf ら，2015 より一部改変引用)

たり，リラックスしたりする場合（嗅覚）もあり，各自の自己調整にはたらきやすい感覚刺激を生活の中に取り入れることは有効な場合がある．このように通常の環境における子どもの能力を高めるために，活動の感覚的な側面を役立てる方法を sensory diets（Wilbarger ら，2020）

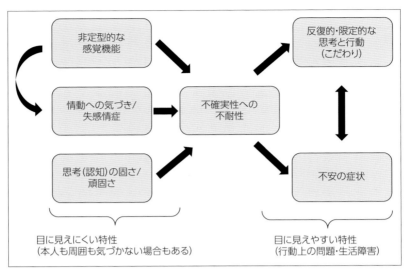

図10　感覚刺激に対する非定型的反応と情動（不安）

（South ら，2017 より一部改変引用）

　という．自己調整のために感覚刺激を求めている場合には，感覚刺激を得るためのより適応的な方法の提案や，不安などの情動反応を引き起こしている要因への対処が，感覚刺激を求める行動を軽減することにつながる．

　しかし，感覚刺激そのものが報酬となっている行動では，感覚刺激を提供してもより強い感覚刺激（報酬）を求め，行動自体がエスカレートしやすくなる．Miller（2014）は，このような感覚を渇望する行動反応を感覚渇望（sensory craving）とし，自己調整のための行動とは分けて定義づけている．感覚渇望の行動特性は，「繰り返しジャンプをする」「回転しているものを見続ける」「水遊びがやめられない」等，さまざまな感覚モダリティでみられる．特に知的能力障害や ASD の特性，行為機能障害が重度な場合，感覚刺激を得ること以外に，本人が主体的に取り組める活動が限定されていることが多く，感覚刺激を求める行動を他の行動に置き換えることが難しくなりやすい．このような感覚を渇望する行動に対して，作業療法では，内発的動機づけの１つである「操作動機づけ」に基づく行動を育んでいく支援が大切になる．操作動機づけとは，自ら環境に働きかけて探索したいという動機づけ（外山，2011）である．上手に環境にかかわれない，もしくはかかわった経験に乏しい場合には，操作動機づけに基づく行動が難しくなる．そのため，環境にかかわるための身体を制御する能力や行為機能を高めることで，操作動機づけに基づく行動を増やしていくことが重要となる．

⑤ 感覚特性に基づくタイプ別分類

　感覚処理の問題がある子どもの臨床像は多様であり，原則は個別性を重視した評価が重要である．感覚特性に基づく分類（ここでは，１つの感覚モダリティではなく，一人の子どもが日常で示す感覚刺激に対する全般的な行動反応のタイプとして考えている）は，子どもの特性を

表7　感覚特性に基づくタイプ別分類

特　徴	概　要
興味あり (interested)	感覚刺激を求める行動特性（sensory seeking）を強く示す
極端な (intense)	感覚刺激への気づきにくさ，過剰な反応，刺激を避ける傾向，刺激を求める傾向のすべての行動特性を過度に示す
…まで穏やかな (mellow until…)	刺激に気づきにくい一方，気づいた刺激は避ける傾向があり，特定の刺激に対してフォーカスが集中しやすい
用心深い (vigilant)	過剰な行動反応（sensitivity）と刺激を避ける行動反応（avoiding）を示す
平均的 (balanced)	感覚刺激に対して平均的な行動反応を示す

（Little ら，2017 より一部改変引用）

理解するための最初のステップとして活用しやすく，評価の視点を定めやすくなるという利点がある．

　近年，感覚処理に関する質問紙を基にした大規模調査が実施されており，感覚特性に基づく，いくつかのタイプが報告されている．Little ら（2017）は，3～14歳の定型発達児と神経発達症児（ASD, ADHD, SLD 等）を対象とし，感覚プロファイル（Sensory Profile-2；Dunn, 2014）を用いた大規模調査を実施し，5つのタイプ〔「平均的（balanced）」，「興味あり（interested）」，「極端な（intense）」，「…まで穏やかな（mellow until…）」，「用心深い（vigilant）」〕を報告した（表7）．

　この研究では，定型発達児の大半（88.6％）が「平均的（balanced）」に該当したが，ASD 児ではその割合が35.1％，ADHD 児では53.1％であった．ASD 児の多くは特異的な感覚特性を示すことが知られており，その詳細については ASD の頁で記載する．

　「興味あり（interested）」は，低年齢児においては神経発達症児でも定型発達児でも出現しやすいことが報告されている（Little ら，2017）が，定型発達児では感覚刺激を求める傾向が成長とともに減少する一方で，神経発達症児では増加するといわれている（Yochman ら，2004）．また，感覚刺激を求める行動は，4歳までは定型発達児と ASD 児に違いがないことも明らかとなっている（MacDonald ら，2007）．

　Miller ら（2007）は感覚処理障害の分類の1つに感覚調整障害（SMD）を位置づけた（p15参照）．感覚調整障害は感覚刺激に対する過剰な反応（過剰反応），過小な反応（低反応），感覚を探求/渇望する行動（感覚探求/渇望）の3つに分類されている．Miller ら（2007）の感覚処理障害の分類に基づき作成された質問紙（Sensory Processing Three-Dimension Inventory：SP-3 D，過剰な反応，過小な反応，感覚の渇望，感覚の識別障害，姿勢の問題，行為機能の問題の6領域で評価）を用い，4～14歳の定型発達児を対象として実施された調査では，表8に示す感覚調整障害に関する3つのタイプ（クラスター）が報告されている（Miller ら，2017）．

表 8　感覚調整障害に関する 3 つのタイプ

クラスター	概　要
過剰な反応のみ (High SOR only)	日常生活における身辺処理や主体性に関して非定型的な傾向を示す 姿勢，行為機能，感覚の識別に関する問題はあまり示さない また，情動や行動上の問題を示すことも少ない
過小な反応に過剰な反応をプラス (High SUR plus SOR)	適応行動，社会性に関する行動に関して非定型的な傾向を示し，日常生活スキルや主体性の発達に遅れを示す．また，健康や安全，コミュニティの利用行動にも遅れがみられる 行為機能や姿勢の問題を示し，座って行う活動を好む傾向がある．不注意や引きこもりなどを示す傾向も強い
感覚の渇望に過剰な反応をプラス (High SC plus SOR)	抑うつ，不安などの内向性と多動，攻撃性などの外向性，ともに行動上の問題がみられる．また，社会性や実質的な日常生活スキルにおいても非定型的な傾向を示す 力加減，リズミカルな運動，視覚刺激の識別に関する問題を示しやすい

SOR：sensory overresponsivity, SUR：sensory underresponsivity, SC：sensory craving

（Miller ら，2017 より一部改変引用）

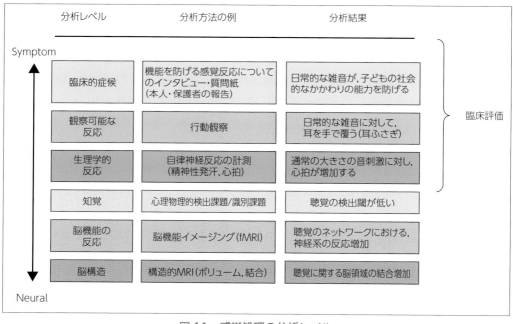

図 11　感覚処理の分析レベル

（Schauder ら，2016 より一部改変引用）

6 感覚処理の分析レベル

　感覚処理の問題は，行動反応レベルから神経レベルにいたるまでの異なるレベルで議論なされており（図 11），それぞれのレベルでの研究のみではなく，関連を検証するための研究も進められてきている．しかし，神経レベルと行動反応レベルとの関連は因果関係を示すまでにはいたっていない．

文　献

Amsterdam B（1972）. Mirror self-image reactions before age two. Dev Psychobiol. 5. 297-305.

綾屋紗月，熊谷晋一郎（2008）．発達障害児当事者研究―ゆっくりていねいにつながりたい（シリーズケアをひらく）．医学書院.

Ayres AJ（1972a）. Sensory integration and learning disorders. Western Psychological Services. Los Angeles.

Ayres AJ（1972b）．感覚統合と学習障害．宮前珠子，他訳（1978）．協同医書出版社.

Ayres AJ（1982）．子どもの発達と感覚統合．佐藤　剛監訳．協同医書出版社.

Ayres AJ（1985）. Developmental dyspraxia and adult apraxia. 25 th anniversary edition AYRES DYSPRAXIA MONOGRAPH. Sensory Integration International.

米国精神医学会（2014）．DSM-5　精神疾患の診断・統計マニュアル．日本精神神経学会監修．医学書院.

Bodison SC（2015）. Developmental Dyspraxia and the Play Skills of Children With Autism. Am J Occup Ther. 69. 6905185060.

Bowens A, Smith I（1999）. Childhood dyspraxia：some issues for the NHS. Nuffield Portfolio Programme Report No. 2. University of Leeds, Nuffield Institute for Health.

Cascio CJ, Woynaroski T, Baranek GT, et al（2016）. Toward an Interdisciplinary Approach to Understanding Sensory Function in Autism Spectrum Disorder. Autism Res 9. 920-925.

Cermak S（1985）. Developmental dyspraxia. Advances in psychology. 23. 225-248.

Dewey D, Kaplan BJ, Crawford SG, et al（2002）. Developmental coordination disorder：associated problems in attention, learning, and psychosocial adjustment. Hum Mov Sci. 21. 905-918.

Dunn W（1999）. Sensory Profile. 辻井政次監修（2015）．日本版感覚プロファイル　ユーザーマニュアル．日本文化科学社.

Dunn W（2014）. Administration Manual. Sensory Profile 2. Pearson.

Gallagher I（2000）. Philosophical conceptions of the self：implications for cognitive science. Trends Cogn Sci. 4. 14-21.

Gallagher S, Cole J（1995）. Body schema and body image in a deafferented subject. J Mind Behav. 16. 369-390.

Gergely G, Bekkering H, Király I（2002）. Rational imitation in preverbal infants. Nature. 415. 755.

Gibbs J, Appleton J, Appleton R（2007）. Dyspraxia or developmental coordination disorder? Unravelling the enigma. Arch Dis Child. 92. 534-539.

Gizzonio V, Avanzini P, Campi C, et al（2015）. Failure in pantomime action execution correlates with the severity of social behavior deficits in children with autism：a praxis study. J Autism Dev Disord. 45. 3085-3097.

テンプル・グランディン（2014）．中尾ゆかり訳．自閉症の脳を読み解く―どのように考え，感じているか．NHK出版.

Hanft BE, Miller LJ, Lane SJ（2000）. Toward a consensus in terminology in sensory integration theory and practice：Part 3：Observable behaviors：Sensory integration dysfunction. Sensory Integration Special Interst Section Quarterly. 23. 1-4.

Head H, Holmes G（1911）. Sensory disturbances from cerebral lesions. Brain. 34. 102-254.

平野好幸，小野塚　實（2014）．噛むことと認知機能．Brain Nerve. 66. 25-32.

乾　敏郎（2013）．脳科学からみる子どもの心の育ち．ミネルヴァ書房.

加藤寿宏，山田　孝（2010）．子どもは自分の運動能力をどのくらい正確に把握しているのか？作業療法．29. 73-82.

Kilroy E, Cermak SA, Aziz-Zadeh L（2019）. A Review of Functional and Structural Neurobiology of the Action Observation Network in Autism Spectrum Disorder and Developmental Coordination Disorder. Brain Sci. 9. 75.

小道モコ（2009）．あたし研究．クリエイツかもがわ.

Lingam R, Jongmans MJ, Ellis M, et al(2012). Mental health difficulties in children with developmental coordination disorder. Pediatrics. 129. 882-891.

Little LM, Dean E, Tomchek SD, et al (2017). Classifying sensory profiles of children in the general population. Child Care Health Dev. 43. 81-88.

MacDonald R, Green G, Mansfield R, et al (2007). Stereotypy in young children with autism and typically developing children. Res Dev Disabil. 28. 266-277.

Meltzoff AN (2007). The 'like me' framework for recognizing and becoming an intentional agent. Acta Psychol. 124. 26-43.

Miller LJ, Anzalone ME, Lane SJ, et al (2007). Concept Evolution in Sensory Integration : A Proposed Nosology for Diagnosis. Am J Occup Ther. 61. 135-140.

Miller LJ (2014). Sensational Kids : Hope and Help for Children with Sensory Processing Disorder (SPD). Penguin Publishing Group.

Miller LJ, Schoen SA, Mulligan S, et al (2017). Identification of Sensory Processing and Integration Symptom Clusters : A Preliminary Study. Occup Ther Int 2017. 2876080.

Missiuna C, Polatajko H(1995). Developmental dyspraxia by any other name : are they all just clumsy children? Am J Occup Ther. 49. 619-627.

虫明　元 (2019)．前頭葉のしくみ―からだ・心・社会をつなぐネットワーク．p237．共立出版．

Myowa M, Takeshita H (2006). Do Human Fetuses Anticipate Self-Oriented Actions? A Study by Four-Dimensional (4D) Ultrasonography. Infancy. 10. 289-301.

Naito E, Morita T, Amemiya K (2016). Body representations in the human brain revealed by kinesthetic illusions and their essential contributions to motor control and corporeal awareness. Neurosci Res. 104. 16-30.

内藤栄一 (2018)．第2章　運動制御の脳科学．太田　順，他編．身体性システムとリハビリテーションの科学　1運動制御．pp61-70．東京大学出版会．

根ヶ山光一，山口　創 (2005)．母子におけるくすぐり遊びとくすぐったさの発達．小児保健研究．64．451-460．

根ヶ山光一(2016)．ヒトにおける身体化された母子関係の発達．動物心理学研究．66．47-51．

Piek J, Bradbury GS, Elsley S, et al (2008). Motor Coordination and Social-Emotional Behaviour in Preschool-aged Children. International Journal of Disability, Development and Education. 55. 143-151.

Rao RPN, Shon AP, Meltzoff AN (2007). A Bayesian model of imitation in infants and robots. Nehaniv CL et al eds. Imitation and Social Learning in Robots, Humans and Animals : Behavioural, Social and Communicative Dimensions. pp217-247. Cambridge University Press.

Rochat P, Hespos SJ (1997). Differential rooting response by neonates : Evidence for an early sense of self. Early Development and Parenting. 6. 105-112.

Rochat P, Striano T (1999). Emerging self-exploration by 2-month-old infants. Developmental Science. 2. 206-218.

Rochat P (2003). Five levels of self-awareness as they unfold early in life. Conscious Cogn. 12. 717-731.

Roley SS, Blanche EI, Schaaf RC (2007). Understanding the Nature of Sensory Integration with Diverse Populations. Pro-Ed.

Sanger TD, Chen D, Delgado MR, et al (2006). Definition and classification of negative motor signs in childhood. Pediatrics. 118. 2159-2167.

Schaaf RC, Lane AE(2015). Toward a Best-Practice Protocol for Assessment of Sensory Features in ASD. J Autism Dev Disord. 45. 1380-1395.

Schauder KB, Bennetto L (2016). Toward an Interdisciplinary Understanding of Sensory Dysfunction in Autism Spectrum Disorder : An Integration of the Neural and Symptom Literatures. Front Neurosci. 10. 268.

South M, Rodgers J（2017）. Sensory, emotional and cognitive contributions to anxiety in autism spectrum disorders. Front Hum Neurosci. 11. 20.

Tomasello M, Kruger AC, Ratner H（1993）. Cultural learning. Behav Brain Sci. 16. 495-511.

Tomasello M（1999）. The cultural origins of human cognition. Harvard University Press.

外山美樹（2011）. 行動を起こし, 持続する力―モチベーションの心理学. 新曜社.

Van Deusen J（1993）. Body image and perceplual dysfunction in adults. Saunders.

和田有史（2008）. 五感を統合する力. 発達. 116. 23-29.

和田有史, 白井　述, 大塚由美子, 他（2009）. 乳児期における音による視覚探索の促進. 電子情報通信学会技術研究報告. HIP, ヒューマン情報処理. 109. 115-118.

Wilbarger J, Wilbarger P（2020）. Section 1：The Wilbarger Approach to Treating Sensory Defensiveness, Chapter18：Complementary Programs for Intervention. Bundy AC et al eds. Sensory Integration：Theory and Practive. F. A Davis.

Wilson M（2002）. Six views of embodied cognition. Psychon Bull Rev. 9. 625-636.

Wood D（1989）. Social interaction as tutoring. Bornstein MH and Bruner JS eds. Interaction in human development. pp59-80. Psychology Press.

八木善彦（2014）. 第 7 章　潜在敵知覚. 綾部早穂, 他編. ライブラリ スタンダード心理学 2 スタンダード感覚知覚心理学. サイエンス社.

Yochman A, Parush S, Ornoy A（2004）. Responses of preschool children with and without ADHD to sensory events in daily life. Am J Occup. 58. 294-302.

Zmyj N, Hauf P, Striano T（2009）. Discrimination between real-time and delayed visual feedback of self-performed leg movements in the first year of life. Cognition Brain Behavior. 13. 479-489.

chapter II
自閉スペクトラム症の理解と作業療法

1：自閉スペクトラム症（自閉スペクトラム障害）とは

　自閉スペクトラム症（autism spectrum disorder：ASD）は「社会的コミュニケーションと対人的相互反応における持続的な障害」と「行動，興味，または活動の限定された反復的な行動様式」の2つを診断基準とする神経発達症である（DSM-5）（米国精神医学会，2014）．自閉症は1970年代は1万人に2〜3人の有病率とされていた．しかし，DSM-5において有病率は1%となっている．日本においても，2012年に5歳児（年長児）を対象とした横浜の調査（今井ら，2014）では4.5%と報告されている．有病率が増加した背景には，知的能力や社会的コミュニケーションの障害が軽度な児・者を含めた，スペクトラム概念が提唱されたことが強く関連していると考えられ，横浜の報告でもIQ70以上のASD児が66.3%を占めていた．

　ASDは脳の発達異常による機能障害が原因の疾患であるが，その原因となる神経基盤は明らかになっていない．遺伝子研究，生化学研究，fMRIに代表される非侵襲的脳機能計測法による研究等，さまざまな手法により知見が集まりつつあるが，いまだ明確な生物学的マーカーは発見されていない．

文　献

　米国精神医学会（2014）．DSM-5 精神疾患の診断・統計マニュアル．日本精神神経学会監修．医学書院．

　今井美保，伊東祐恵（2014）．横浜市西部地域療育センターにおける自閉症スペクトラム障害の実態調査―その1：就学前に受診したASD児の疫学．リハビリテーション研究紀要．23．41-46．

2：自閉スペクトラム症と社会性

［1］社会性と社会脳

　人の最大の特徴は，多くの他者と相互に関係しながら社会の中で生活することであるが，ASDはこの社会性の困難さを中核障害とする疾患である．複雑な社会の中で生活していくことの難しさは，ASDに限らず，多かれ少なかれ誰しもが感じることである．社会の中でうまく生

きるために，社会性が必要であることを否定する者はいないであろう．社会性が高い，社会性が低いはよく使用することばであるが，具体的にはどのようなことを指すのであろうか．社会性は広く用いられている用語だが，言葉で説明することは難しい．

広辞苑によると社会性は「集団をつくって生活しようとする性質」「周囲の人々と交際しようとする生活態度」等とある．松永（2004）は「人が自分を確立しつつ，人間関係を形成したり，社会の規範や行動様式を身につけるなど，その個人が生活する社会において，互いに，円滑かつ適応的に生きていく上で必要な諸特性」とし，その特性を，自己形成の要素と他者を捉えかかわるための要素の2つに分けている．井上ら（1997）は，著書『子どもの社会的発達』において社会性の発達を，①自己の発達，②他者理解の発達，③社会的事象の理解の発達，④道徳性の発達，⑤向社会的行動の発達，⑥コミュニケーションの発達，の視点から解説している．

以上より，社会性には，人としての適切な自己と他者との相互的なかかわりが不可欠であることがわかる．他者との適切なかかわりには，表情，視線（共同注意やアイコンタクト），身振りの理解，情動や感情の共有等が関与する．これらは，他者の目的，意図，信念，推論に関する情報処理と関連し，このような社会性と関連する情報処理機能を担う脳の機能として「社会脳」がある．

Dunbar（1998）は，全脳に対する新皮質の割合を霊長類の種間で比較した結果，集団の大きさと相関があることを見つけ，霊長類の新皮質の進化は集団生活，社会的環境に適応するために進化したという社会脳仮説（social brains hypothesis）を発表した．

社会性に関する脳機能研究は近年，次々と新しい知見が報告されているが，その契機となったものは，Brothers（1990）の社会脳（social brain）の論文である．Brothers は社会認知能力に重要な脳部位として，情動的認知や社会的判断にかかわる扁桃体，意思決定にかかわる眼窩前頭皮質，相貌認知にかかわる側頭葉をあげた．近年の研究では，これらの脳部位に加えて，島皮質，帯状回，内側前頭葉，側頭頭頂接合部，側頭極など広範な脳部位が社会認知能力と関連していることが明らかとなっている．Kennedy ら（2012）は社会脳について扁桃体ネットワーク（amygdala network），メンタライジングネットワーク（mentalizing network），共感性ネットワーク（empathy network），ミラーニューロン/シミュレーションネットワーク（mirror neuron/simulation network）の4つの神経ネットワークを想定している（図1）．デフォルトモードネットワーク（default mode network）も，社会的活動に関与する脳機能として注目されているが，本書では臨床的な観点を整理するうえで，Kennedy ら（2012）が提唱した4つの神経ネットワークについて解説する．

① 扁桃体ネットワーク

知覚された刺激が，安全なのか危険なのかを素早く判断し反応することは生物において第一に優先されるべき行動である．この行動は，生物学的価値判断に基づく情動的行動であり次の3つの過程からなる（LeDoux, 1986）．

a. 感覚刺激の受容

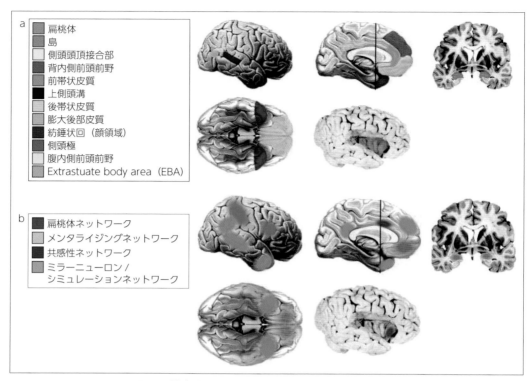

図 1　社会脳に関連する脳領域と神経ネットワーク

a：社会脳に関連する脳領域．b：社会脳に関連する代表的な 4 つの神経ネットワーク．EBA は，視覚野に含まれ，身体を観察したときに強く反応する脳領域．

(Kennedy ら，2012 より引用)

　b．生物学的価値判断

　c．生物学的価値判断に基づく情動表出・情動行動

　この 3 つの過程において扁桃体は重要な役割を果たしている．扁桃体にはすべての種類の感覚刺激が，視床もしくは感覚野を介して入力される（a．感覚刺激の受容）．生体にとって安全な刺激であれば，それがどのような刺激であるのかを過去の記憶と照らし合わせ，じっくりと吟味する（認知的評価）が，刺激に危険性がある場合，生物学的価値判断（b）に基づく素早い反応（情動的評価）を起こす．生物学的価値判断は，人以外の哺乳類や昆虫にも存在するが，人は他者の表情や視線などの社会的刺激に対してもこの判断を用いる．その理由は，人は集団生活を行い，集団内における相互作用が生存に重要となるからである．人は，社会的な刺激から相手の情動意図を理解し，将来起こりうる行動を予測する社会的認知機能を発達させてきた．この，社会的認知機能にも扁桃体は重要な役割を果たしている．

　生物学的価値判断（b）に基づく評価に続き，情動表出・情動行動（c）が起きる．例えば，ハイキング中に「ブーン」という音が耳元ですれば，心拍や呼吸数が高まり恐怖や不安の情動が生じ，その場から逃げ出すという行動をとる．

● ASD の扁桃体ネットワーク

　ASD の扁桃体に関しては，社会的刺激に対する神経活動の異常，腹内側前頭前野と扁桃体の機能的結合の発達異常などが報告されている（Baron-Cohen ら，2000；Odriozola ら，2018）．また，ASD 児の中には感覚刺激に対する過剰反応を示す児がいるが，この原因の 1 つとして扁桃体機能との関連も示唆されている．ASD における感覚反応（p72 参照）は社会的な場面への適応にも影響を及ぼす．触覚刺激に過剰に反応する子どもは，友達から不意に触られた際，認知的評価よりも情動的評価が有意に働き，交感神経活動が活性化（心拍数の増加など）し，恐怖や怒り，不安といった情動が生じやすくなる．その結果として，周囲に対する過剰な攻撃や逃避行動を引き起こし，二次的な対人関係の問題につながることもある．

👆 作業療法の観点から

　感覚刺激に対する生物学的価値判断に基づく行動が，社会的な行動反応に影響を及ぼしている場合，二次的な問題を軽減するための支援が重要になる．特に感覚刺激と否定的な情動反応の結びつきが強くなると，生活場面において容易に否定的な行動反応が引き起こされやすくなる（例：友達に不意に触れられたことで不安や怒りが引き起こされ，それらが強くなると，集団場面に入りづらくなる）．子どもの行動に対する周囲の理解に加えて，子どもが安心して感覚を知覚できるための工夫や機会を提供することが支援を考えるうえで大切である．ASD 児の中には，対象となる人や物が安全であると認識するまでに時間がかかる子どももいるため，その対象を丁寧に紹介していくことが有効である．作業療法士は，段階的に子どもが対象との関係を見い出すことを支援する（例：子どもは遠くから見てみる → 近づいてみる → 触ってみる → 動かしてみる → 操作してみる）．その 1 つ 1 つの段階の中で，子どもに応じた対応が求められる．例えば，子どもが対象を見ているときに，その対象を誰がどのように紹介するのかも 1 つのポイントとなる．例えば，子どもの視野に入る程度のさりげない紹介，言語的な説明を加えた紹介，動きや操作を再現しながらの紹介など，子どもの認知特性や不安のレベルに応じた細かな対応と，それに対する子どもの反応を的確に評価することが，能動的なかかわりを支援することにつながる．また，子どもとの信頼関係が築けているかも大切である．まだ関係が築けていない間は，作業療法士自身が子どもにとって未知の存在でもあるため，作業療法士自身を紹介しなければならない．本人とかかわる前に，作業療法士と他の子どもや家族（きょうだい）とのかかわりを見せることが，「どんな人かを知ってもらう」作業療法士自身の自己紹介に有効な場合もある．

[2] メンタライジングネットワーク

　メンタライジングネットワーク（mentalizing network）は，他者の内観について思考しているときに活性化する．このネットワークには，内側前頭前野（感情的記憶や自伝的記憶の想起，記憶に基づく自己に関する心的シミュレーションに関与する脳領域）を含む前頭-頭頂領域が関

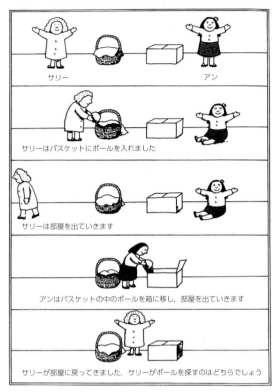

図2　誤信念課題（サリーとアンの課題）
(Frith, 2001 より一部改変引用)

与している（Kennedy, 2012）．

　メンタライジングとは，「心の理論（theory of mind）」に代表される機能であり，ある状況下における他者の信念の想像や他者の心の帰属にかかわる（Vogeley, 2017；苧阪，2018）．また，嘘やユーモアの理解にも関係し（苧阪，2018），人間社会における複雑なコミュニケーションを円滑に行ううえで重要な役割を担っている．

◉ ASD のメンタライジングネットワーク

　ASD の社会性を考えるうえで，心の理論障害仮説は，重要な視点の一つである（Baron-Cohen ら 1985；Frith, 2001, 2003）．図2は心の理論の代表的な課題である，誤信念課題を示している．子どもは，この課題を見た後に「もどってきたサリーは，ボールを見つけるために，バスケットと箱のどちらを探すか？」という問いに回答する．5歳を過ぎた定型発達児の多くは，サリーの心的状態を推測して，「サリーは箱にボールが移動したことを知らないためバスケットを探す」と回答する．しかし，ASD 児は目に見えない他者の心的状態を推論することが難しいため，実際にボールが入っている箱を選択することが多い．年齢が高く，知的能力障害のない ASD 児の中には，「心の理論」課題は通過できるが，実際の生活場面では他者との相互的コミュニケーションが円滑に行えないというケースも存在する．実生活における他者との相

互的コミュニケーションは，時系列的な文脈，言語的・非言語的情報，過去の自身の経験等に基づいた推論を状況に応じて自発的に行っていくことが求められる．メンタライジングは，言語的推論のみでなく，アイコンタクト，表情認知やジェスチャーといった非言語的情報も含めた推論が重要になるが，ASD児はこれらの情報処理が定型的ではなく，直感的かつ適切に判断することが難しい（Vogeley, 2017）．そのため，心の理論課題の成績が，必ずしもASD児の社会生活を反映しないことを理解しておく必要がある．

👉 作業療法の観点から

作業療法で，心の理論に関連する機能を直接向上させるための支援が行われることは少ない（一部，学齢期や青年期の集団プログラムの中で認知的な活動を取り入れることはある）．

メンタライジングネットワークの発達過程には，実行機能（p87参照）の中核的要素である抑制が関与する（森口，2014；Yukら，2018）．そのため，メンタライジングネットワークの発達を支援するには，抑制を考慮することが有効となる可能性がある．

非言語的コミュニケーションの支援については，相手の動きを予測することや，動きに合わせるような活動が取り入れやすい場合がある．例えば，大きな物を2人以上で運ぶには，相手の動きやスピードに合わせなければならない．このような活動を通し，物の状態（落ちそう，傾いている，など）を手がかりに，相手の状態を非言語的に推測することを自然に経験することができる．

しかし，協調運動や感覚処理に課題がある児は，日常的にこのような活動への参加が難しい場合がある（不器用であるために身体活動に参加したがらない，触れられることが苦手で接触する遊びを避ける，など）．そのため，二次的に身体活動を介した非言語的なコミュニケーションを経験する機会が少なくなりやすい．作業療法士は発達過程と個々の特性を考慮し，活動への参加と経験の機会を支援することが大切である．

---

③ 共感性ネットワーク（セイリエンスネットワーク）

共感性ネットワークは，他者に共感している際に活性化がみられる脳領域であるが（Kennedy, 2012），そもそも，共感とは何であろうか．心理学などの分野においては共感を認知的共感と情動的共感に分ける考え方が広がっている．前者は「他者の感情を頭の中で推論し理解する」こと，後者は「他者の感情の状態を推論するだけでなく，自身も相手と同じ感情を伴って理解する」ことである．

Engenら（2013）はメンタライジングネットワーク（mentalizing network），セイリエンスネットワーク（salience network），ミラーニューロンネットワーク（mirror neuron network）の3つが連携して共感性に関与しているとし，これらを共感性回路（empathy circuits）とした．メンタライジングネットワークは，前述した心の理論に代表される認知的に他者の内観について理解するネットワークであり，認知的共感に対応する．後述する，ミラーニューロン

ネットワークは目的的な他者の身体運動の理解に関与する．セイリエンスネットワークは内受容感覚〔内臓感覚（内臓痛，空腹や喉の渇き，尿意・便意，呼吸や心拍・血圧の変化など自律神経系と関連する）p83 参照〕の情報を受け取る前帯状皮質，島皮質から構成され，情動的共感と関連する．Kennedy らの共感性ネットワークはセイリエンスネットワークと脳領域が共通しているため，情動的共感に関与する．そのため，共感性ネットワークは，情動ネットワークと考えることもできる．

乾（2018）は，感情と情動を区別し説明しており，「情動は，外的刺激や記憶の想起に伴って個体に生じる生理的な反応」，「感情は，情動の発生に伴う主観的な意識的体験」としている．基本感情には，幸福，驚き，恐れ，嫌悪，怒り，悲しみが含まれるが，はっきりとした境界があるわけではなく，活性-不活性（覚醒度）と快-不快（感情価）の2つの軸によって表現される（Russell ら，1999）．すなわち，生起する感情は，脳で自律神経反応を主とする生理的な反応を理解すること（例：心拍数の上昇を認識する）と，自律神経反応を引き起こした原因の推測（例：人前で話す状況にある）によって決定されると考えられている（乾，2018）．ここで重要となるのは，感情の生成には自律神経活動が関与するということである．

共感性ネットワークに関する fMRI 研究では，嫌悪，接触，痛みに対する他者の感情状態を観察している際の脳活動が計測されてきた（図3，de Vignemont, 2006；Keysers ら，2004）．共感脳（empathic brain）と記述している論文もあるが，関連する脳領域としては，体性感覚野，島皮質，前帯状皮質が報告されている．

島皮質は前方部の前島皮質と後方部の後島皮質からなる．後島皮質は内受容感覚のみでなく外受容感覚（視覚，聴覚，体性感覚，味覚などのほか，二次体性感覚野とも相互に連絡している）も入力されており，身体内の自律神経活動や内臓感覚と身体外の情報を結びつけている．一方の前島皮質は扁桃体や大脳辺縁系，前帯状皮質，眼窩前頭前野等，情動，注意，認知，意思決定といった高次機能と関連する部位と神経連絡している．

前帯状皮質は悲しみ，喜び，怒り，恐怖の表情やイベントの刺激に対して活動する（Paus, 2001；Vogt, 2005）．また，他人が経験する痛みに関連しても活動する（p35 参照）．さらに，前帯状皮質はメンタライジングネットワークと共感性ネットワークの両方に関与していると考えられ，前述した心の理論課題の誤信念課題時にも活動する（Fletcher ら，1995）．

以上から，共感性ネットワークは，身体外の情報と身体内の情報（内受容感覚）を統合し情動の知覚と表出にかかわる神経ネットワークであると考えられている．

● ASD の共感性ネットワーク

Baron-Cohen（2009）は，ASD における共感性の低さを提唱しているが，近年の研究では自己の情動の同定・表象が困難となる失感情症（アレキシサイミア）を合併している ASD の場合に共感性の問題を伴いやすいことが報告されている（Shah ら，2016）．失感情症は島皮質，特に情動の生起と内受容感覚の知覚の両方で活動する前島皮質と関連することが明らかとなっている（Zaki ら，2012）．

a. 嫌悪

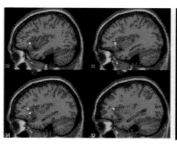

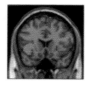

嫌悪を引き起こすような臭いを嗅いでいるときと，他人が嗅いでいるのを見ているときに共通して前島の活動が観察される（赤色部分）

c. 痛み

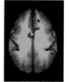

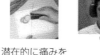

潜在的に痛みを想起する場面 　　痛みの表情 　　針で他人の手を刺す場面

b. 接触

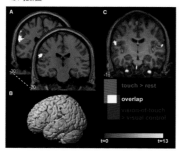

足を触れられているとき（赤色部分）と，他人が足を触れられているビデオを見ているとき（青色部分）は，二次体性感覚野における活動が共通して観察される（白色部分）

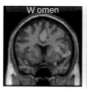
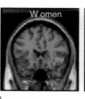
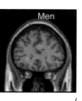

女性が男性のパートナーが痛みを感じていると知覚したときに活動する脳領域　知らない他者が痛みを感じている状況を見たときに活動する脳領域

痛み刺激を自身が受けているとき（緑色部分）と，他人の痛みに対して共感しているとき（赤色部分）
上図：さまざまな痛みイメージで活動がみられる
下図；親密な他者であっても，知らない他者であっても同様な脳領域に活動が生じている

図 3　共感性ネットワークに関する fMRI 研究

（de Vignemont ら，2006；Keysers ら，2004 より一部改変引用）

作業療法の観点から

　感情の生成に，内受容感覚の感覚情報処理が関与していることから，内受容感覚を適切に捉えられる機会を提供していくことは臨床的に意義のあることである．

　臨床場面では，空腹感を感じにくい，身体の不調や疲労に気づきにくいなど内臓感覚を主とした内受容感覚が適切に捉えにくい ASD 児・者に出会うことも多い．内臓の制御には内受容感覚の予測情報が関与する．これは，身体の制御（運動）に感覚からの予測情報が関与することと同様のメカニズムであると考えられている．予測に用いられる内受容感覚の情報にノイズ（中枢神経で受け取る情報は通常であってもノイズが混ざっている）が多い場合などは適切に捉えることが難しくなる（乾，2018）．そのため，作業療法において内受容感覚に着目した支援を考えるとよい．

　ASD 児は環境の変化に対し適応することが難しいため，生活の場も行う活動も同じとなりやすい．また，対人関係や協調運動などの問題もあるため，一緒に遊ぶ人や遊ぶ内容も同じとなりやすい．人も環境も作業も多様性が少ない状態で生活している．変化がないことで安定する

と考える人もいるかもしれないが，変化を適切に中枢神経系で処理することができれば，新たな気づきや学習につながる可能性がある．それは，やや強引な考えではあるが，内受容感覚の変化を感じ，自分の身体の内的状態に気づくことに関してもいえるかもしれない．作業療法で内受容感覚の情報のノイズを減らすことは難しいが，内受容感覚の変化のコントラストを明瞭にすることはできる可能性がある．

作業療法では，安心して過ごせる場やなじみのある活動から，対象児にとって挑戦可能な新しい環境や活動へと段階づけていく．このような段階づけた活動により，子どもは笑顔だけでなく，さまざまな表情を見せる．活動に挑戦しようか迷っているときは，とまどいの表情，挑戦を決めたときは真剣な表情，活動ができたときは満面の笑顔，失敗したときは悲しみの表情となる．このような表情の背景には自律神経反応を伴うさまざまな情動変化がある．

また，協調運動の問題などにより日常的に粗大運動に参加しにくい児の場合，粗大運動を用いた身体活動を提供することは，普段の生活と比べ，呼吸，心拍，疲労感，空腹感，喉の渇きといった内受容感覚を感じ取りやすい場を提供できる可能性がある．

さらに，作業療法は，活動を通し自律神経系や内臓感覚といった内受容感覚に影響を与えるのみでなく，対象児が感じている内受容感覚を作業療法士が読み取り，共感し，意味づけることもできる．つまり，「今，ここで」の体験を介した子どもとのやりとりを通し，作業療法が共感性を支援することもできるのではないかと考える．

④ ミラーニューロン/シミュレーションネットワーク

ミラーニューロンは1996年にRizzolattiらの研究において，サルの腹側運動前野，下頭頂小葉で発見された運動ニューロンである．運動ニューロンは，骨格筋を支配する神経細胞であり，活動することで筋活動（運動）を引き起こすが，ミラーニューロンは自分の運動（行為）のみでなく，他者の運動（行為）を見たときも同様の活動を起こす．つまり，相手の運動を見るだけで，自分にも相手と同じ運動を行っているときと同様の神経活動がみられる．人においても下前頭回，下頭頂小葉，上側頭溝でミラーニューロンと解釈できる脳活動が示されている．

ミラーニューロンは，投げる，食べる等の意味のある目的的な運動に反応することが知られている．さらに，人にとって不自然な運動（例えば膝関節が逆に曲がるような運動）を見ても活動しにくいことから，自分が可能な運動であることも，ミラーニューロンが活動する条件である．人のミラーニューロンは，指で物をつまむ動作に加え，道具（ピンセット等）を用いてつまむ動作でも活動する．しかし，サルの場合は道具を用いてつまむ動作では活動しない（Rizzolattiら，1996）．また，日常的に箸を使用している人と使用していない人が，箸を使っている動作を見た場合，使用している人のほうがミラーニューロンの活動が高い（Järveläinenら，2004）．これらのことから，ミラーニューロンは生得的なものではなく，経験や学習により発達することがわかる．

ミラーニューロンは，その特性から他者の運動の模倣に関係していると考えられていたが，

ミラーニューロンが存在するサルが模倣能力を有していないことから，他者の運動の理解に関係しているという「シミュレーション説」の考えが広く受け入れられている．これは，他者の運動や表情（顔の運動）をシミュレートしながら解釈すること（Leslie ら，2004），すなわち，自己と他者を同一視し，他者の状態を自己に置きかえることで他者を理解することができるという考えである．

また，ミラーニューロンは「何」をしているのかだけでなく，「なぜ」しているのかという行動の意図の理解とも関連することがわかってきている．Iacoboni ら（2005）は，①何もない背景，②テーブルの上にクッキーやティーポットが並べられた背景，③食べかけのクッキー等で散らかっているテーブルがある背景，の3条件で，手でコップを持ち上げる映像を見せる実験を行った．結果，②の背景で最もミラーニューロンが活性化することを示した．これは，単にコップを持つという動作ではなく，「飲む」という意図に反応していると考えられる．ミラーニューロンは，他者の動作の理解のみでなく，他者の意図の理解とも関係しており，社会性に重要な役割を担っている．

さらに，感覚に関してもミラーニューロンでみられるような，他者を観察しているときに生じる神経活動が報告されている．他者が触られているのを見たときに，見ている人の一次体性感覚野，二次体性感覚野が活動する（Keysers ら，2004；Blakemore ら，2005）．このような神経活動は，4カ月児でも報告されている（Rigato ら，2019）．また，他者が痛みを受けている場面を見ると，自己が痛み刺激を受けているときと同様に前島皮質や前帯状皮質（p32 参照）が活動する（Singer ら，2004）．このような神経活動は，感覚におけるシミュレーションネットワークとして解釈することができ，共感性ネットワークに含めて考えられており，特に情動的共感を基盤とした他者理解に関係していると考えられている．

◉ ASD のミラーニューロン/シミュレーションネットワーク

他者の運動の理解には，運動のゴール（コップを持つ）と運動の意図（飲むために）の2つの側面があるが，ASD では運動のゴールの理解には問題がない一方で，運動の意図の理解に困難さがあることが報告されている（Boria ら，2009）．つまり，「何」はわかるが「なぜ」はわかりにくいといわれている．また，ASD では自動的な表情模倣がみられにくく，表情認知にも困難さがあることが報告されている（McIntosh ら，2006）．ASD ではミラーニューロンシステムに問題があることが示唆されてきているが，他者の心情や意図の理解には，ミラーニューロンシステムを含む低次から高次の多層な神経ネットワーク（図4）が関与しており，ASD 児・者はそのどこかに機能不全が生じていると考えられている（Khalil ら，2018）．

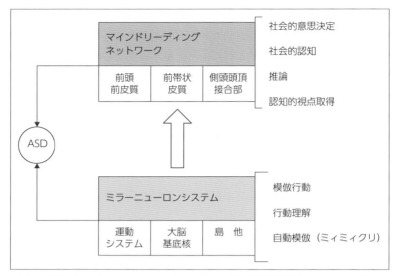

図4　ASDとミラーニューロンシステム，社会的意思決定（マインドリーディングネットワーク）とのダイナミックな相互関係

（Khalil ら，2018 より一部改変引用）

ミラーニューロンシステムを含む神経ネットワークの第一層からの情報は，推論などを担うより高次な層へと転換される．

👆 作業療法の観点から

　ミラーニューロンシステムが，共感性に関するより低次な神経ネットワークに関与しているのであれば，作業療法においても発達的観点から着目すべきである．ミラーニューロンシステムは経験・学習を通して発達する側面があり，自身が行うことが「できる運動」に対して活動する．ASD児・者の多くは行為機能や協調運動などの問題を示すことから，ミラーニューロンシステムが活動する条件である「できる運動」が少ない場合も多い．そのため，「できる運動」を増やす支援が，作業療法において重要である．

　表情認知に関しても，表情をつくるためには複数の表情筋を協調させる必要があるが，表情の変化が乏しいASD児・者に出会うことは多い．写真と同じ表情をつくる検査（JPAN感覚処理・行為機能検査）のスコアもASDでは低くなる傾向がある．そのため粗大運動と同様に，口腔運動や表情筋に着目した活動を取り入れることも有効であると考える．

　模倣はミラーニューロンシステムと関係するが，模倣は相手との親密性を高めるうえでも重要な役割を果たし，ASD児においても逆模倣をする他者（自分の行為を模倣する人）への注目が増えるといわれている（乾，2013）．ASDにおいてもミラーニューロンシステムが機能していないわけではなく，対象児が「できる（している）運動」を媒介とすることで，ミラーニューロンシステムを起動しやすくできるかもしれない．そのため，作業療法においても，子どもの動きや行為を模倣するようなかかわりや，子どものできる（している）運動や行為を意図的に取り入れることが，関係性を築くうえで有効となる可能性がある．

　ASDの多くは感覚処理障害を示すが（p72参照），情動的共感の基盤にある前帯状皮質，島

皮質を中心とした感覚におけるシミュレーションネットワークにも影響を及ぼしていることが示唆される.

　そのため，運動の多様性を増やしていくことや感覚処理に配慮した支援を行うことは，感覚運動の問題そのものを支援するだけではなく，ASDの社会性の側面を支援することにもつながる可能性がある.

［2］作業療法士として社会性の支援をどう考えるか

　社会性はASDの中核的障害であり，作業療法以外にも多くの専門分野で支援が行われている. 社会生活を送るうえで，円滑な対人関係のルールを学び，スキルを学習することも必要である. また，周囲が個人の個性を認め，理解することで社会性の特性は社会生活を送るうえで問題とはならないかもしれない.

　対人交流は社会性に不可欠な要素であるが，単純なものではない. また，人は表面的に良好な関係性だけを求めているわけでもないだろう. 家族関係，友人関係，恋人関係など，人を取り巻く社会環境とその関係は多様で複雑なものであり，互いに人とのかかわりを求め，その関係性を深めながら生活している.

　個々の生活を支援する作業療法士にとっても，社会性の問題は重要なテーマの一つである. 社会性は単独で発達していくものではなく，その基盤として感覚・運動経験や身体性が重要な役割を担っていることは，先に述べたように近年の研究からも明らかとなってきている. ASD児の多くが，乳幼児期から感覚処理や運動機能に非定型的な特徴を示していることは，多くの研究で報告されており，その神経機構が未熟であることが考えられている.

　作業療法士はASD児の感覚特性・運動機能を評価するのみでなく，その特性が社会性の発達にどのような影響を及ぼしているのかを考え，治療や支援を行うことが重要である. 作業療法士によりテーラーメードに段階づけられた活動は，社会性の神経機構の発達を促進する可能性がある. Schoenら（2019）のレビュー論文では，4〜12歳のASD児を対象とした感覚統合理論に基づく作業療法が，日常生活や社会生活への参加を改善するうえで有効であったことを報告しているが，このように効果を検証した研究報告は限られている. 特に社会性の問題は，他者との相互関係を通して生じるため複雑であり，その効果を客観的に示していくことが難しい. しかし，長期的な発達を視野に入れた支援とその効果を検証していく取り組みが，今後も必要であると考える.

文　献

Baron-Cohen S, Leslie AM, Frith U（1985）. Does the autistic child have a "theory of mind"? Cognition. 21. 37-46.

Baron-Cohen S, Ring HA, Bullmore ET, et al（2000）. The amygdala theory of autism. Neurosci Biobehav Rev. 24. 355-364.

Baron-Cohen S（2009）. Autism：the empathizing-systemizing（E-S）theory. Ann N Y Acad Sci. 1156. 68-80.

Blakemore SJ, Bristow D, Bird G, et al（2005）. Somatosensory activations during the observation of touch and a case of vision-touch synaesthesia. Brain. 128. 1571-1583.

Boria S, Fabbri-Destro M, Cattaneo L, et al（2009）. Intention understanding in autism. PLoS One. 4. e5596.

Brothers L（1990）. The social brain：A project for integrating primate behavior and neurophysiology in a new domain. Concepts in Neuroscience. 1. 27-51.

de Vignemont F, Singer T（2006）. The empathic brain：how, when and why? Trends Cogn Sci. 10. 435-441.

Dunbar RIM（1998）. The social brain hypothesis. Evol Anthropol. 6. 178-190.

Engen HG, Singer T（2013）. Empathy circuits. Curr Opin Neurobiol. 23. 275-282.

Fletcher PC, Happé F, Frith U, et al（1995）. Other minds in the brain：a functional imaging study of "theory of mind" in story comprehension. Cognition. 57. 109-128.

Frith U（2001）. Mind blindness and the brain in autism. Neuron. 32. 969-979.

Frith U, Frith CD（2003）. Development and neurophysiology of mentalizing. Philos Trans R Soc Lond B Biol Sci. 358. 459-473.

Iacoboni M, Molnar-Szakacs I, Gallese V, et al（2005）. Grasping the intentions of others with one's own mirror neuron system. PLoS Biol. 3. e79.

井上健治, 久保ゆかり編（1997）. 子どもの社会的発達. 東京大学出版会.

乾　敏郎（2013）. 脳科学からみる子どもの心の育ち：認知発達のルーツをさぐる. pp98-134. ミネルヴァ書房.

乾　敏郎（2018）. 感情とはそもそも何なのか：現代科学で読み解く感情のしくみと障害. ミネルヴァ書房.

Järveläinen J, Schürmann M, Hari R（2004）. Activation of the human primary motor cortex during observation of tool use. Neuroimage. 23. 187-192.

Kennedy DP, Adolphs R（2012）. The social brain in pasychiatric and neurological disorders. Trends Cogn Sci. 16. 559-572.

Keysers C, Wicker B, Gazzola V, et al（2004）. A touching sight：SII/PV activation during the observation and experience of touch. Neuron. 42. 335-346.

Khalil R, Tindle R, Boraud T, et al（2018）. Social decision making in autism：On the impact of mirror neurons, motor control, and imitative behaviors. CNS Neurosci Ther. 24. 669-676.

LeDoux JE（1986）. Neurobiology of Emotion. In：Mind and Brain. Edited by LeDoux JE and Hirst W. pp1345-1372. Cambridge University Press.

Leslie KR, Johnson-Frey SH, Grafton ST（2004）. Functional imaging of face and hand imitation：towards a motor theory of empathy. Neuroimage. 21. 601-607.

松永あけみ（2004）. 子どもの社会性はどう発達するのか. 児童心理. 58. 154-159.

McIntosh DN, Reichmann-Decker A, Winkielman P, et al（2006）. When the social mirror breaks：deficits in automatic, but not voluntary, mimicry of emotional facial expressions in autism. Dev Sci. 9. 295-302.

森口佑介（2014）. おさなごころを科学する：進化する乳幼児観. pp213-219. 新曜社.

Odriozola P, Dajani DR, Burrows CA, et al（2018）. Atypical frontoamygdala functional connectivity in youth with autism. Developmental Cognitive Neuroscience. 37. 100603.

苧阪直行, 越野英哉（2018）. 社会脳ネットワーク入門 社会脳と認知脳ネットワークの協調と競合. 新曜社.

Paus T（2001）. Primate anterior cingulate cortex：where motor control, drive and cognition interface. Nat Rev Neurosci. 2. 417-424.

Rigato S, Banissy MJ, Romanska A, et al（2019）. Cortical signatures of vicarious tactile experience in four-month-old infants. Dev Cogn Neurosci. 35. 75-80.

Rizzolatti G, Fadiga L, Gallese V, et al（1996）. Premotor cortex and the recognition of motor actions. Brain Res Cogn Brain Res. 3. 131-141.

Russell JA, Barrett LF（1999）. Core affect, prototypical emotional episodes, and other things called emotion：dissecting the elephant. J Pers Soc Psychol. 76. 805-819.

Schoen SA, Lane SJ, Mailloux Z, et al（2019）. A systematic review of ayres sensory integration intervention for children with autism. Autism Res. 12. 6-19.

Shah P, Hall R, Catmur C, et al（2016）. Alexithymia, not autism, is associated with impaired interoception. Cortex. 81. 215-220.

Singer T, Seymour B, O'Doherty J, et al（2004）. Empathy for pain involves the affective but not sensory components of pain. Science. 303. 1157-1162.

Vogeley K（2017）. Two social brains：neural mechanisms of intersubjectivity. Philos Trans R Soc Lond B Biol Sci. 372. 20160245.

Vogt BA（2005）. Pain and emotion interactions in subregions of the cingulate gyrus. Nat Rev Neurosci. 6. 533-544.

Yuk V, Urbain C, Pang EW, et al（2018）. Do you know what I'm thinking? Temporal and spatial brain activity during a theory-of-mind task in children with autism. Dev Cogn Neurosci. 34. 139-147.

Zaki J, Davis JI, Ochsner KN（2012）. Overlapping activity in anterior insula during interoception and emotional experience. Neuroimage. 62. 493-499.

3：自閉スペクトラム症の興味の限定と反復行動

　ASD の作業療法を考えるうえで，社会性とともに重要となるのは「興味の限定と反復行動（repetitive and restricted behaviors：RRB）」である．DSM-5 の診断基準では，「行動，興味，または活動の限定された反復的な様式」と記されており，後述する感覚処理障害（p72 参照）は，DSM-5 の RRB の特徴の一つとして位置づけられている．具体的な行動には，手を叩く，ヒラヒラさせるなどの反復的感覚運動（自己刺激行動を含む）や，習慣や儀式的行為へのこだわり，変化への強い抵抗などがある．日常生活では，"こだわり"として家族が対応に苦慮している場合も多い（例：いつもと違う道を通るとパニックになる等）が，社会性の問題に比べると RRB の研究はきわめて少ない．

　Leekam ら（2007）が，定型発達の 2 歳児（679 名）を対象に行った大規模調査によると，一部（18〜30%）の児が日常的に RRB を示すことが明らかとなっており，「限定された興味のパターンへの没頭」は男児でより多くみられた．この研究では，RRB に関する質問紙（Repetitive Behavior Questionnaire 2：RBQ-2）を用いた因子分析を実施し，RRB の行動特性として代表的な 2 つの分類（「感覚運動行為」，「頑固さ，ルーチン，限定された興味への没頭」）と，より詳細な 4 つの分類を提唱している（表 1）．

　RRB は，Leekam ら（2007）が報告した「感覚運動行為」といった lower（低階層）な行動特性と，「頑固さ，ルーチン，限定された興味への没頭」といった higher（高階層）な行動特性の 2 つに分類されることが多い（Turner, 1999；Lewis ら, 2009）．Lidstone（2014）は，Leekam の研究と同様に RBQ-2 を用いた 2〜17 歳の ASD の調査研究を実施し，ASD の RRB

表1　2歳の定型発達児を対象とした RRB の分類

分　類	行　動
反復運動	玩具で繰り返し手遊びをする その場でクルクル回る 前後に身体を揺らす 繰り返し，歩き回ったり，動き回ったりする 手や指の反復的な動き
頑固さ，ルーチンへのこだわり	モノを同じ状態のままにしておくことを要求する モノのわずかな変化について取り乱す（パニックになる） ルーチンとなっていることを変えないように要求する 一定のやり方で物事を行うことや，やり直すことを要求する 同じ音楽を繰り返す 同じ服を着ることを要求し，新しい服を拒否する 同じ食べ物を食べることを要求し，食べる物の幅が狭い
限定された興味のパターンへの没頭	玩具やモノを列やパターンに沿って並べる 特定のモノに心を奪われる 特有の角度からモノを見る 異なる肌触りに特別な興味を示す 持ち歩きたがる特定のモノがある アイテムを集める，貯める 同じ音楽を繰り返す
普通ではない（異常な）感覚的興味	特有の角度からモノを見る 人やモノの臭いに特別な興味を示す 異なる肌触りに特別な興味を示す 同じ服を着ることを要求し，新しい服を拒否する

（Leekam ら，2007 より一部改変引用）

に関する行動特性を「反復的感覚運動」と「同一性へのこだわり」の2つの因子に分類している．反復的感覚運動は低年齢もしくは知的能力障害が併存する場合にみられやすく，年齢とともに軽減する傾向がある一方，同一性へのこだわりはどの年齢においてもみられ，特に年齢が高く，知的に高い ASD で多い傾向がみられる（Jiujias ら，2017）．

　RRB の行動特性は，強迫性障害と類似している点があることから，Jiujias ら（2017）は，それらの特徴についてまとめたレビュー論文を発表している．この論文では，ASD の不安は反復的感覚運動よりも同一性へのこだわりといった行動と関連がより強いことを報告している．このような関連について，ASD 児・者は変化を避ける行動をとることで不安を軽減しているのではないかと考察している．さらに，RRB に関連する要因として感覚処理障害や実行機能の認知的柔軟性，転換（シフティング），自己モニタリングの問題をあげている．ASD の感覚処理障害（p72 参照）と実行機能（p87 参照）については，後述するため，ここでは，それ以外の RRBについて解説する．

[1] 発達過程における興味の限定と反復行動

　興味の限定と反復行動（RRB）の発達的変化や ASD に特徴的な行動特性が顕在化する時期

については，現在も検証が行われている．Harrop ら（2014）は，乳幼児期の RRB の発達的変化を ASD 児と定型発達児〔発達検査（Mullen Scales of Early Learning）により発達年齢が平均2歳〕で比較し，定型発達児にも RRB は一部観察されるが，ASD 児に比べ月齢とともに減少する傾向があることを報告している（図5）．定型発達児においても，発達早期には反復的な運動や儀式的に決まった行動をしたがる時期があり，乳児期の行動は約40％がそのような行動に該当するといった報告もある（Thelen, 1979）．また，2〜5歳の就学前の時期にはお気に入りの玩具にこだわることや，特定の話題や思考を繰り返すことが日常で観察される．このように乳幼児期には定型発達児でも，RRB と捉えられる行動を示すため，保護者は早期には気づかないことも多い．そのため，保護者からのインタビューだけではなく，質的に行動を観察していくことが有用とされている．先行研究では18〜24カ月までに異常な行動が観察されることが明らかとなっている（Leekam ら，2011）．

　加藤（2001）は，自閉症児の「もの」との関係性（こだわり）について，次の①〜③を特徴にあげている．①「ひと」の介入を拒むことが多い，②遊びとして展開していかず，そのままの状態もしくは特定の単純なパターンを繰り返す，③その状況が継続する．このような特徴は，時間要素が含まれない写真からはわからない．例えば，図6は定型発達児であるが，ASD 児の RRB の特徴のようにも見える．ここからも，RRB はその行動があるかないかを判断するような単純なものではなく，人の介入に対する反応，遊びの展開，時間，変化に対するかたくなさ等といった質的な観察が重要である．RRB の出現は，社会性の問題が顕在化する年齢よりも早期であることから，ASD の早期発見・診断の指標としても重要である．

［2］ 興味の限定と反復行動に関する脳機能研究

　ASD をはじめとした神経発達症では，遺伝的要因と環境的要因が発達的にどのように影響するかといった研究も行われている．このような要因を探る研究では，双子を対象とすることが多い．Hegarty Ⅱ ら（2020）が行った，双子（どちらも ASD 児，どちらかが ASD 児，どちらも定型発達児）を対象とした研究では，皮質線条体系回路（corticostriatal circuits：CSC）の異常と興味の限定と反復行動（RRB）が関連することが報告されている．CSC には，主に線条体（尾状核，被殻），視床，眼窩前頭皮質，前帯状皮質といった広範囲な脳領域が含まれる．これらの脳領域は，ゴール・ダイレクトな行動を実行することに関与し，その障害は異常行動の出現とも関連することが報告されている（Hegarty Ⅱ ら，2020）．RRB に関係するこれらの脳領域において，尾状核を含む線条体は鍵となる脳領域の1つとして注目されている．線条体は，黒質–線条体のドーパミン経路の活動に直接的に関与し，特定の行動の強化に影響を及ぼす（Hegarty Ⅱ ら，2020；Lewis ら，2009）．

　RRB には，lower（低階層）な行動特性から higher（高階層）な行動特性までが含まれており（図7），先に述べたように CSC に含まれる広範な脳領域が関与している．線条体や視床は発達初期から lower な行動特性（反復的な感覚運動）に関与し，年齢に応じた前頭葉の発達に

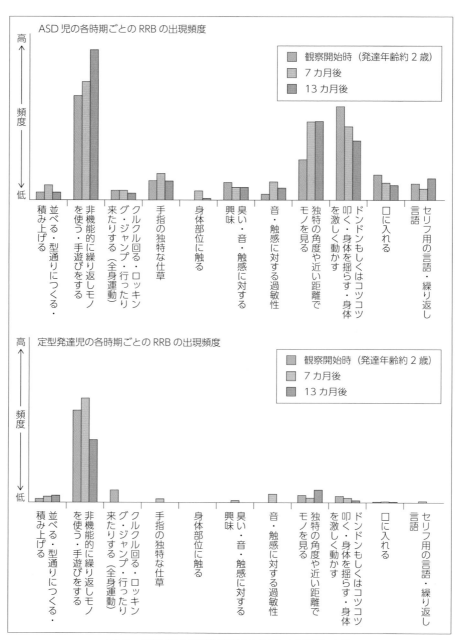

図5　ASD 児と定型発達児の RRB の発達的変化
10 分間の観察中における，各行動の出現頻度を示している．
本研究の対象児の発達年齢は平均 2 歳で，ASD 児と定型発達児で有意な差はないが，生活年齢は定型発達児が有意に低い．
対象の発達年齢を考慮して，lower な行動特性のみを選択している．

（Harrop ら，2014 より一部改変引用）

伴い，より高次な脳機能の影響を受けることで，higher な行動特性が顕著になってくると考えられる．Hegarty Ⅱ ら（2020）が行った双子研究からは，ASD の RRB に関連する CSC の異常には遺伝要因と環境要因の両者が関与しており，皮質下（主に線条体，視床）の発達には遺伝

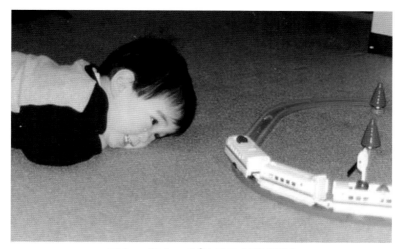

図6　プラレール®を見る定型発達児

・限定的な行動

・同一性（へのこだわり）

・儀式的行動

・脅迫的な観念

・反復的言動

・対象が常に同じ

・自傷

・常同的な身体運動

higher（高階層）な行動特性

同一性への固執 / 変化への抵抗
/ 限定的な興味

lower（低階層）な行動特性

反復的な感覚運動行動

図7　RRB の低階層から高階層までの行動特性
（Turner, 1999；Lewis ら，2009 より一部改変引用）

要因が，眼窩前頭皮質や前帯状皮質といった前頭葉の発達には出生後の環境要因が影響を及ぼしていることが示唆されている．

作業療法の観点から

　RRB は先に述べたように，lower（低階層）から higher（高階層）までレベルの異なる行動特性を含んでおり，関連する脳領域も皮質下から前頭葉と広範である．また，年齢や知能，不安などの心理状態とも関連することが明らかとなっており（Leekam ら，2011），臨床像を適切に捉えて支援することは容易ではない．RRB は日常生活における目的行動の遂行を妨げるだけでなく，発達に必要な多様な経験を困難とする．また，ルーチンへのこだわりや変化への強い

抵抗は，家庭生活だけでなく園や学校といった集団生活での適応においても大きな問題となる．「パニックになると手がつけられない」，「本人が好きで繰り返しているからやめさせないほうがよい」など，子どもの行動に対して介入できない・しない場合もあるのではないだろうか．RRB の中にも，外からのかかわりを受け入れにくいものと比較的受け入れやすいものがあり，それは一人ひとり異なる．何度も繰り返されて定着している行動ほど，その行動の強化が進み，行動を変えることがよりいっそう難しくなる．また，新奇の場面や知らない人，苦手な状況（例：人が多い，騒々しい）など，不安が高まりやすい状況においても，RRB がみられやすくなる．

RRB の行動そのものに対する支援は，作業療法以外の分野でも行われてきているが，RRB を減らすことよりも，子どもが適応的に環境にかかわれる機会を増やしていくことが大切であると考える．そのためには，安心できる環境や外からのかかわりが受け入れやすい活動や状況を個々に探っていくことが重要になる．また，認知的発達や身体の操作性を高め，適応的な行動を増やすことで，結果的に RRB を減らすこともある．

RRB は感覚処理障害との関連が強く示唆されており，感覚や運動の側面の影響を考慮することは，作業療法の観点としては非常に重要である．皮質下と前頭葉の機能はともに RRB に関連することが報告されているが，感覚処理障害の側面から RRB を支援する際も，これらの脳領域について理解しておくことは非常に役に立つ．特に，前頭葉の機能は出生後の環境要因の影響を受ける可能性が高く，作業療法士がさまざまな活動を媒介として脳機能の発達を支援していくことの意義にもつながると考えている．

文　献

Harrop C, McConachie H, Emsley R, et al（2014）. Restricted and repetitiev behaviors in autism spectrum disorders and typical development：cross-sectional and longitudinal comparisons. J Autism Dev Disord. 44. 1207-1219.

Hegarty Ⅱ JP, Lazzeroni LC, Raman MM, et al（2020）. Genetic and environmental influences on corticostriatal circuits in twins with autism. J Psychiatry Neurosci. 45. 188-197.

Jiujias M, Kelley E, Hall L（2017）. Restricted, Repetitive Behaviors in Autism Spectrum Disorder and Obsessive-Compulsive Disorder：A Comparative Review. Child Psychiatry Hum Dev. 48. 944-959.

加藤寿宏（2001）. 作業療法マニュアル 28　発達障害児のソーシャルスキル. 日本作業療法士協会.

Leekam S, Tandos J, McConachie H, et al（2007）. Repetitive behaviours in typically developing 2-year-olds. J Child Psychol Psychiatry. 48. 1131-1138.

Leekam SR, Prior MR, Uljarevic M（2011）. Restricted and repetitive behaviors in autism spectrum disorders：a review of research in the last decade. Psychol Bull. 137. 562-593.

Lewis M, Kim SJ（2009）. The pathophysiology of restricted repetitive behavior. J Neurodev Disord. 1. 114-132.

Lidstone J, Ulijarević M, Sullivan J, et al（2014）. Relations among restricted and repetitive behaviors, anxiety and sensory features in children with autism spectrum disorders. Res Autism Spectr Disord. 8. 82-92.

Thelen E（1979）. Rhythmical stereotypies in normal human infants. Anim Behav. 27. 699-715.
Turner M（1999）. Annotation：repetitive behaviour in autism：a review of psychological research. J Child Psychol Psychiatry. 40. 839-849.

4：自閉スペクトラム症と運動機能

［1］自閉スペクトラム症の協調運動障害

　ASD の多くに協調運動障害があることは，ASD の作業療法を行っている者であれば誰もが感じることであり，ここに焦点を当て治療・支援を行うことも多い．協調運動の障害は ASD の中核症状ではないが，1943 年に世界ではじめて 11 名の事例を通して自閉症を報告した Kanner の論文にも「数人は歩行や粗大運動の不器用さがある」と記述されている．ASD 児の約 80％に協調運動の障害があること（Green ら，2009；Liu ら，2013）が報告されており，複数の研究結果を分析するメタ分析（Fournier ら，2010）においても，協調運動の障害（運動の反応時間，運動の正確さ，歩行速度，重心動揺など）があることが裏づけられている．

　協調運動障害がある ASD は ASD と DCD の 2 つの診断が併記されている．しかし，この併記が可能になったのは DSM-5（2013）からであり，それ以前は，DCD の診断基準を満たしたとしても，ASD の診断が優先されるため DCD と診断されることはなかった．そのため，2013 年以前の ASD の協調運動研究の多くは DCD を併存した ASD を対象としていたと思われる．Sumner ら（2016）は，7〜10 歳の ASD と DCD を対象（2 つの障害が併存していない児）に Movement Assessment Battery for Children Second Edition（MABC-2）などの標準化された検査を用い量的な比較研究を行った．その結果，定型発達児と比べて ASD，DCD とも有意な協調運動の困難さがあること，ASD と比べ DCD はより困難な協調運動障害を示すことを報告し，ASD と DCD は運動と社会性において，それぞれ障害の程度の違いはあるものの，重複している可能性があるとした．

　ASD と DCD の協調運動障害を同じものとして捉えてよいのかという問題はあるが，本章では DSM-5 以前の DSM-Ⅳ-TR などにより ASD と診断された児を対象とした協調運動の研究も含めて解説する．

1 標準化された検査からみた ASD の協調運動障害の特徴

　対象児の協調運動障害の有無を評価する際，同年齢の定型発達児と比較することが重要であり，文化的に適切な標準化された検査の使用が不可欠となる．世界的によく使用されている標準化された協調運動の検査として MABC-2 と Bruininks-Oseretsky Test of Motor Proficiency, Second Edition（BOT-2）がある（表 2）．MABC-2 を用いた研究では，ASD の約 80％に協調運動障害があることが報告されており（Green ら，2002；Green ら，2009；Liu ら，2013），手先の器用さ（Hilton ら，2007；Green ら，2002；Green ら，2009），ボールスキル（Hilton ら，

表2　標準化された協調運動の検査

	MABC-2	BOT-2
対象年齢	3歳〜16歳11カ月	4歳〜21歳11カ月
目的	協調運動の検査	協調運動の検査
検査時間	20〜40分	45〜60分
標準サンプル	英国，カナダ，米国　1,172名	米国　1,520名
検査領域検査数	3領域を評価 1. Manual Dexterity（手先の器用さ） 　下位検査3つ 2. Ball Skills（ボールスキル） 　下位検査2つ（キャッチと投げる） 3. Static and Dynamic Balance 　（静的・動的バランス） 　下位検査3つ 　（静的バランス2つと動的バランス1つ）	粗大運動2領域，巧緻運動2領域の計4領域 領域はさらに2つずつに分かれる 粗大運動 1. Body Coordination（身体の協調性） 　・Bilateral coordination（両側協調） 　・Balance（バランス） 2. Strength and Agility（筋力と敏捷性） 　・Running speed and agility 　　（走るスピードと俊敏性） 　・Strength（筋力） 巧緻運動 3. Fine Manual Control（手の巧緻運動） 　・fine motor precision（巧緻運動の正確性） 　・fine motor integration（巧緻運動統合） 4. Manual Coordination（手の協調性） 　・manual dexterity（手の器用さ） 　・upper limb coordination（上肢の協調）
その他	・年齢層1〜3に分かれており 　年齢層で検査課題が異なる ・チェックリスト（10分程度）がある	・すべての年齢で検査課題は同じ ・短縮版がある

	JPAN
対象年齢	4歳〜10歳11カ月
目的	感覚統合障害の診断検査
検査時間	120〜150分
標準サンプル	日本489名
検査領域検査数	4領域を評価 1. 姿勢・平衡機能 　・抗重力姿勢　・静的・動的バランス　・姿勢背景運動 2. 体性感覚 　・受動的触知覚　・能動的触知覚　等 3. 行為機能 　・両側運動協調　・系列運動　・口腔運動　・身体模倣　等 4. 視知覚・目と手の協応 　・目と手の協応　・図地判別　等
その他	・感覚統合障害の診断検査であるが，姿勢・平衡機能と行為機能 　の領域に協調運動の検査が多く含まれている

2007）により困難さがあることや，ボールスキルは投げるよりもキャッチするほうがより難しいことが報告されている（Whyattら，2012）．また，粗大運動では，姿勢コントロールの困難さが多く報告されているが，その中でも動的なバランスよりも静的なバランスがより難しいこ

とが明らかとなっている（Whyatt ら，2012）．

　日本では，MABC-2 や BOT-2 は標準化がされておらず（2021 年 9 月現在），ASD の協調運動に関する研究はきわめて少ない．日本で開発・標準化された JPAN 感覚処理・行為機能検査（JPAN）は，姿勢バランスや左右の協調運動等，MABC-2，BOT-2 に含まれている検査と類似したものがある．JPAN を使用した 4～10 歳の ASD 児を対象とした研究では，姿勢・平衡機能領域 57％，左右の協調運動や系列運動，身体模倣を含む行為機能領域 80％に障害があったことが報告されている（加藤ら，2013）．

🖐 作業療法の観点から

　協調運動の問題は単に不器用として認識され，支援対象となりにくい傾向がある．そのため，標準化された協調運動の検査を用いることで，問題点を明らかにすることができる．さらに，検査課題をどのように遂行しているのかを丁寧に観察することで，協調運動における問題点を詳細に分析することができる．

---

2 ASD 児の乳幼児期運動発達

　ASD 児の協調運動障害は，いつの時期から顕在化するのであろうか．ASD 児の協調運動障害は，生得的な障害なのか，それとも，二次的な障害なのであろうか．ASD 児の中核症状である，社会性や対人相互関係の障害やこだわりにより，乳幼児期の遊びに制限や偏りがあったことで，協調運動の発達に影響が生じる可能性も否定できない．しかし，近年の乳幼児を対象とした研究では，ASD 児には早期から運動の質的な違いがあることが報告されている．

　ASD の診断は乳児期には困難であるため，のちに ASD と診断された児の乳児期のビデオを用い，ASD 児の運動発達を分析している研究が多い．Ozonoff ら（2008）は ASD 児（表出言語，社会的興味・参加の障害の程度が重度と軽度の 2 群に分けている）と定型発達児と発達の遅れがある児の 4 群で乳児期の背臥位，腹臥位，座位，四つ這い，歩行における姿勢運動が成熟する時期（図 8）と姿勢運動の異常性（背臥位での過剰な頸部の過伸展，一定時間以上の割座，バニーホップでの四つ這い位移動等）を比較した．

　背臥位（上肢と下肢を持ち上げる，bottom lifting）と腹臥位（手掌支持で頭部と胸部を持ち上げる，on hands）での抗重力運動の成熟において，ASD（軽度）児と発達の遅れがある児では定型発達児よりも獲得時期が遅れていた．しかし，ASD（重度）児と定型発達児では差がなかった．

　成熟した歩行（狭い歩隔で踵接地），成熟した座位（体幹の運動を伴った安定した座位）と四つ這い（交互性）の獲得時期は，定型発達児と比較して ASD（重度）児と発達の遅れがある児では遅れていた．また，姿勢運動の異常性〔6 カ月以降で非対称性緊張性頸反射（ATNR），丸太用の寝返り，バニーホップ，著明な円背，10 秒以上続く割座姿勢，等〕は重度，軽度の ASD

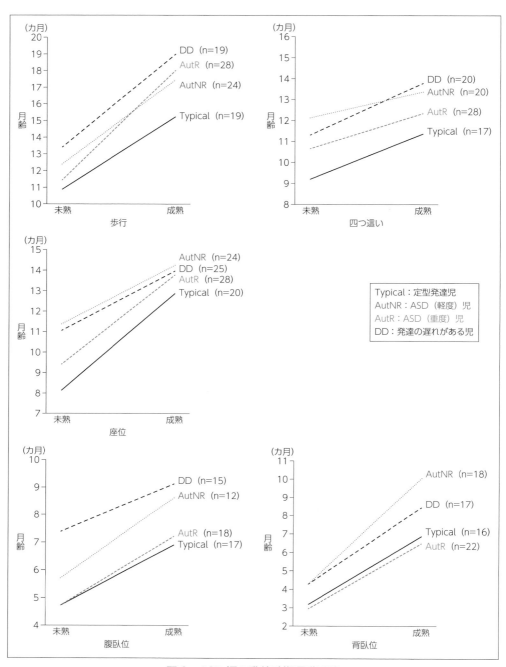

図 8　ASD 児の乳幼時期運動発達

（Ozonoff ら，2008 より一部改変引用）

　児ともに定型発達児と違いはなかった.

　この研究では，保護者からの報告による運動（寝返り，座位，四つ這い，歩行）の開始時期
についても調査している．ASD（重度）児は定型発達児と比較して，すべての姿勢運動の開始
時期に差はなかったが，ASD（軽度）児では歩行の開始時期が有意に遅く，座位，四つ這いも

切なポイントとなる.

2 感覚システム

感覚システムは，運動の実行によって感覚受容器から得らえるフィードバック情報を処理し，身体の位置や環境に関する情報などを統合して状況を推定する役割を果たす．この情報と予測した運動結果とを照合し，目的とする運動が達成できなかった場合には，新たな運動指令を脳内で再計算する．感覚処理障害などがある場合には，フィードバックされる感覚情報が歪むため，感覚の問題に起因した運動学習や協調運動の障害を生じる可能性がある．

a. ASD の感覚システム

臨床場面では，ASD 児の運動は視覚に依存しているという解釈をされることがある．しかし，Haswell ら（2009）の運動学習の研究では，ASD 児は視覚よりも固有受容感覚に依存する傾向が強いことが示されている．また，固有受容感覚への依存傾向が強いほど社会性と模倣能力の困難さがあることを報告している．Marko ら（2015）は，8〜12 歳を対象としたロボットアームを用いた運動学習において ASD 児は定型発達児よりも固有感覚のフィードバック誤差は小さいが，視覚のフィードバック誤差は大きいこと，固有感覚と視覚のフィードバック誤差はトレードオフの関係にあることを報告している．

これらの研究結果は一見，作業療法で出会う ASD 児の臨床像とは矛盾するように思えるが，生活場面での運動学習は単一の感覚ではなく，視覚，固有受容感覚の両方を統合して活用している．ASD 児の臨床像は外界の情報を捉える視覚と自己の身体運動情報を捉える固有受容感覚，両方の感覚フィードバックを統合できない結果であると考えることができる．固有受容感覚依存の運動は体性感覚野と一次運動野の内在的協調（intrinsic coordinates）であるが，視覚のフィードバックを伴う運動は，内在的協調も含めた頭頂連合野と前運動野の外在的協調（extrinsic coordinates）が必要となる．ASD 児は感覚間の統合が困難な結果，一つの感覚情報のみに依存した固有受容感覚による運動学習の成績がよい可能性がある．

作業療法の観点から

基礎研究の多くは，特定の実験環境で研究するが，生活環境にはさまざまな状況があり，状況に応じて重きを置くフィードバック情報を変える必要がある．ASD 児は状況に応じ感覚フィードバックの重みを変え統合することが難しいと考えると，臨床像を解釈しやすいかもしれない．

われわれが，視覚依存であると感じる状況は，本来はフィードバック情報として体性感覚に重みを置かなければならない状況でも，視覚情報に重みを置きすぎているのかもしれない．また，通常は慣れた環境や対象では，内部モデルを機能させることができ，感覚フィードバックに依存することは少なくなるが，内部モデルが未熟な ASD 児・者では，フィードフォワード

制御が困難となり，感覚フィードバックに依存する傾向が強くなると考えられる．

作業療法では，目標を視覚的に提示する方法やビデオ等の映像によりフィードバックを行う方法を用いるが，研究結果からみると，固有受容感覚のフィードバックに焦点を当てた運動学習が有効である可能性がある．しかし，作業療法では，単一の感覚に注目しているわけではなく，これらの感覚情報を統合する一つのプロセスとして，感覚の重みづけを段階的に変えて活動を提供することが重要である．

③ 運動を実行する機能

a. 筋緊張と筋力

筋緊張とは，骨格筋を触知したときの硬度，他動的に関節を動かしたときの抵抗感の程度であり，神経学的検査における筋緊張とは，安静時背臥位での随意的な活動がない状態で評価される（鈴木，2006）．筋緊張は単一の筋の伸張性を示すのに対して，姿勢筋緊張は筋緊張を構成要素とし，重力に抗して身体を垂直に維持するための抗重力筋の活動を示す（古澤，2016）．姿勢筋緊張には神経原性要素と非神経原性要素が関与し，非神経原性要素は筋や皮膚などの粘弾性等が含まれる．

筋緊張の異常は，脳性麻痺などの中枢神経疾患において筋緊張の亢進や低下として観察される．ASD などの神経発達症も中枢神経系の機能不全が関与していることから，何らかの筋緊張の異常が引き起こされる可能性がある．

一方，筋力は，姿勢や運動のために筋が十分な張力を発生させる能力である．筋力の評価としては最大筋力（strength），持久筋力（endurance），筋パワー（筋力×速度で表される瞬発的に発揮できる筋の力）の3種類がある（Smidt ら，1982）．

ASD の筋緊張

臨床場面では姿勢筋緊張が低緊張である ASD 児に出会うことが多い．また，大規模な縦断的研究により乳児期の筋緊張の低さと ASD 傾向が関連するという報告もある（Serdarevic ら，2017）．

Ming ら（2007）は2〜18歳の154名の ASD 児（知能は不明）を対象とし他動運動での抵抗（被動性）と伸張性により手指等の末梢の筋緊張を評価した結果，51％に低緊張が認められた．また，2〜6歳児は63％であったが，7〜18歳は38％と有意に少なくなることを示した．この減少が，発達によるものか治療介入によるものか，両者が関連しているのかは不明としている．Paquet ら（2016）は，4〜11歳の ASD 児34名（44％は IQ70以下の知的障害を伴う）を対象に，上肢と下肢の筋緊張を伸張性と被動性により評価した．上肢は中枢部（肩）で ASD 児の42％，末梢部（手関節，手指）では66％に低緊張が認められた．下肢は末梢部（腓腹筋等）では97％，中枢部（ハムストリングス等）では18％に低緊張が認められたが，中枢部では筋緊張が高い児も9％いた．また，筋緊張の左右差は上肢において61％，下肢では39％の児にみられ

た．知的障害の有無による，筋緊張の違いは認められなかった．

ASD の筋力

　15～21歳のアスペルガー障害を対象とした研究では，主に前腕屈筋群の等尺性の最大筋力を測定する握力において定型発達者 38.9±17.2 kgf に対し 29.37±12.5 kgf と有意に低かった．また，下肢伸筋の筋パワーを評価する立ち幅跳び，筋持久力を評価する 30 秒椅子立ち上がりテスト（筋パワーの評価に用いられることも多い）とも有意に低い結果であった（Borremans ら，2010）．

作業療法の観点から

　臨床においても，上肢は中枢，末梢部ともに低緊張であるが，下肢特にハムストリングスの筋緊張が高い児は多く，この傾向は年長児に強い印象がある．長座位姿勢をとることが難しい児に出会うことも多い．ASD 児の下肢の筋緊張は上肢と同様に本来は低緊張であるが，「歩行などで体重を支持するための過剰な収縮」，「反復するジャンプ等の常同運動による偏った筋肉の使用」，「粗大運動遊びの少なさによる低活動性」，「心理的・精神的不安状態により常に身体をこわばらせる」等の理由で二次的に非神経原性に筋緊張が高まった可能性も考えられる．

　獲得された姿勢運動パターンを生活の中で変えていくことは難しい場合が多いが，活動内容を調整し，段階づけることで，より効率的で適応的な姿勢運動パターンを経験する機会を提供することは可能である．

　神経発達症を対象とした姿勢筋緊張へのアプローチでは，前庭-固有受容感覚の処理を伴う活動を用いることが多い．作業療法場面ではスイングなどを活用する場合もあるが，活動の中に含まれる感覚情報がどのような質のものであるかを十分に吟味する必要がある．Fisher（1991）は，活動の中で提供される感覚刺激に関して，ⅰ）三次元空間における頭部を含む身体の位置，ⅱ）速度の変化，ⅲ）直線運動なのか角運動なのか，ⅳ）持続的なのか瞬時的なのか，を考慮する必要性を述べている．

　筋緊張の低さと筋力の低さを分けて考えることは難しいが，臨床では筋緊張の低い子どもは，瞬発的な力は発揮できても，持続的な筋の収縮が困難な児が多いことを感じる．筋緊張だけに視点を置くのではなく子どもの姿勢運動を考える際，最大筋力，持久筋力，筋パワーの3種類を考慮することで評価・支援の視点は広がる．

b．姿勢コントロール（姿勢安定性と姿勢定位）

　私たちは，適切な姿勢コントロールを背景にして，目的的な活動をしている．姿勢コントロールは2つの要素，姿勢安定性（postural stability）と姿勢定位（postural orientation）から定義されている．

　姿勢安定性は姿勢バランスと同義語であり，身体の重心〔質量中心（center of mass：COM）

を指標としている研究が多い〕の偏奇もしくは支持基底面の変化に対して姿勢をコントロールする能力である．

　姿勢定位は，「運動課題に関与する身体各部の関係，および身体と環境との適切な関係を保持する能力であり，頭部・体幹を基盤とした四肢の協調性」である．筆者は，姿勢定位は Ayres (1982) が述べている姿勢背景運動（postural background movement）と同様の用語であると考えている．姿勢背景運動は「手を伸ばしてとろうとするような目に見える動きを容易にする微妙かつ自然な身体の調整．このような姿勢の調整は前庭感覚や固有受容感覚の十分な統合に依存している」と説明されている．筆記具で紙に長い線を描く際，上肢が目的的な運動を行いやすいよう，背景となる頭部，体幹，下肢は自動的に姿勢を調整している．このような姿勢調整は先行随伴性姿勢調節（anticipatory postural adjustments：APAs）といわれ，随意運動の前に姿勢調節を行う先行性姿勢調節と随意運動遂行中に姿勢を調節する随伴性姿勢調節がある．先ほどの長い線を描く活動を例にとると，定型発達児では描く前に骨盤を起こし体幹伸展，やや前傾した状態で開始点に筆記具を置き，描きやすいように姿勢を準備する（先行性姿勢調節）．開始点から横に線を引く過程では，上肢の運動のみでなく，左右への体重移動，体幹の回旋運動が随伴し上肢の操作性をサポートしている（随伴性姿勢調節）．

　Yoshida ら（2008）は，上肢運動（肩関節屈曲）よりも約 0.5 秒先行して脊柱起立筋，大腿二頭筋等の姿勢調整にかかわる筋活動が活動するとともに，補足運動野の準備電位の増大が 0.5〜0.6 秒前に認められたことを報告している．この運動に先行する脊柱や下肢における姿勢調整が先行性姿勢調節である．Hodges ら（1997）は肩関節の運動（三角筋の活動）に先行して先行性姿勢調節として腹横筋が，随伴性姿勢調節として肩関節の運動中に腹斜筋，腹直筋が活動することを報告している．

ASD の姿勢コントロール

　脳性麻痺を代表とする脳障害に起因した中枢性の運動障害がある児は，最適な姿勢コントロールが困難となり，その結果，遊びや身辺処理等の目的的な活動が困難となる．ASD 児は脳性麻痺のように明らかな姿勢コントロールの障害はないが，定型発達児と比較し姿勢コントロールの難しさが数多く報告されている．

ASD の姿勢安定性（姿勢バランス機能）

　ASD 児の姿勢バランスは，重心動揺計を用いた研究，すなわち姿勢安定性に関する研究が多い．重心動揺は足圧中心位置（center of pressure：COP）の変化を連続的に記録し，姿勢バランスの指標としている．COP の変化が少なければ，姿勢バランスが安定していると捉えることができる（図 11）．

　一般に，姿勢の安定性は粗大運動の発達に関連すると考えられており，ASD 児においても粗大運動の発達と姿勢バランスの安定性は相関することが報告されている（Mache ら，2016）．

　姿勢バランスは，視覚，前庭感覚，体性感覚の統合により安定する．多くの研究はこれらの

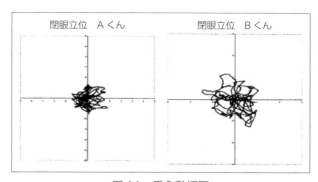

図 11　重心動揺図
Bくんに比較しAくんのほうがCOPの変化が少なく，閉眼立位での姿
勢バランスは安定している．

感覚条件を変化させ ASD 児の姿勢バランス能力を検討している．作業療法の姿勢バランスの
評価では視覚条件として開眼と閉眼の条件で評価することが多い．Lim ら（2017）のメタ分析
において ASD 児は開眼，閉眼どちらの条件においても定型発達児よりも姿勢が安定しないこ
とがわかっている．

　視覚情報は姿勢バランスに影響を及ぼし，通常，開眼のほうが姿勢は安定する．ASD 児にお
いても閉眼での片足立ちの困難さ（Weimer ら，2001），閉眼立位で左右の動揺が定型発達児よ
りも有意に大きい（Stins ら，2015）ことが報告されている．

　Molloy ら（2003）は5～12歳の ASD 児と定型発達児を対象に，視覚条件（閉眼と開眼）と
体性感覚条件（柔らかい支持基底面と硬い支持基底面），それぞれ2条件を用い立位での重心動
揺を比較した．開眼で硬い条件を除き，ASD 児が定型発達児よりも，姿勢バランスが安定しな
いことを報告している．

　重心動揺の特徴について，Memari ら（2013）は8～15歳の ASD 児と定型発達児で開眼立位
での重心動揺を前後方向と左右方向で比較し，定型発達児は左右よりも前後に動揺が大きいの
に対し，ASD 児は前後よりも左右方向で動揺が大きい結果を示した．左右方向の姿勢制御は視
覚情報，前後方向は前庭感覚情報がより大きな影響を及ぼすことから（Warren ら，1996），外
部環境としての視覚情報を姿勢制御に適切に使えない可能性が考えられる．

　Somogyi ら（2016）は，対象児の COP と同期した画面上の青い印を動かさないようにする
課題，すなわち，自身の重心動揺を視覚で確認できる条件で，立位での重心動揺を計測し，
ASD 児のみ（定型発達児では効果がない）に有意な重心動揺の面積，軌跡長の減少が認められ
たことを報告をしている．これは，前述した Memari ら（2013）の報告に基づく視覚情報を姿
勢制御に適切に使えない可能性と矛盾するかもしれないが，Somogyi らの視覚条件は，自己身
体の情報（前庭感覚・固有受容感覚）が視覚情報としてフィードバックされる，特殊な視覚条
件である．姿勢バランスの安定には前庭感覚，体性感覚（自己身体情報）と視覚などの複数の
感覚を統合する必要がある．この条件は，自己身体情報が視覚と連動しているため，複数の感
覚を統合することが苦手な ASD 児にとっては姿勢バランスを安定させやすい条件となったと

考えられる．

　Minshew ら（2004）は sensory organization test を用い，前庭感覚，体性感覚，視覚情報を調整した 6 つの条件において，5～52 歳の 79 名の知的障害がない ASD 児・者と 61 名の定型発達児・者の立位での重心動揺を検討した結果，すべての条件において，ASD 児・者が有意に姿勢が不安定であった．条件の中でも，特に支持面からの体性感覚情報が不正確となる場合（荷重に対応し支持面が前後方向に変化する条件）に，ASD 児・者はより姿勢の不安定さ（重心動揺）が増加することを報告した．

ASD の姿勢定位

　ASD 児の書字や描画動作を観察すると，書き始めの座位姿勢は，骨盤が後傾し，脊柱円背，足底支持も不十分な状態であり，書いている途中も，上肢の動きに体幹や下肢が随伴せず，不自然な姿勢で書いていることが多い．これは，姿勢背景運動，先行随伴性姿勢調節の問題であると考えられる．

　ASD 児の姿勢背景運動，先行随伴性姿勢調節の問題は，加藤ら（2015）の JPAN 感覚処理・行為機能検査を用いた発達障害児 99 名（約 70％は ASD 児が対象）と定型発達児 103 名を対象とした因子分析研究において，「目と手の協応と姿勢背景運動」の因子として抽出されている．この因子は，目と手の協応を伴う上肢操作と姿勢背景運動が関連することを示しており，ASD 児の協調運動障害を考えるうえで重要である．

👆 作業療法の観点から

　子どもが平均台を歩くような場面で，作業療法士は姿勢を安定させるために，子どもの手を軽く触れることがある．Jeka ら（1994）は力学的支持となり得ない 1 N 以下のわずかな指先接触（light touch）であっても，固定点に軽く触れることで静止立位の姿勢動揺が減少すると報告している．Chen ら（2016）は，9～12 歳の ASD 児と定型発達児を対象に指先接触が開眼と閉眼立位の重心動揺に及ぼす影響を調査した．指先接触により，ASD 児の左右の重心動揺距離が開眼，閉眼とも有意に減少し，その効果は定型発達児よりも有意に大きかったことを報告している．

　作業療法では，姿勢コントロールに対して支援を行うことは多い．評価や治療の段階づけを考えるうえで ASD 児の姿勢コントロールの特徴を知ることは重要である．提供する視覚情報，支持基底面の硬さ（体性感覚），作業療法士の介助方法（参照点 reference point）等，個々の特性と照らし合わせながら，最適な方法とその段階づけを選択しなければならない．

---

［3］ 自閉スペクトラム症の上肢機能

　上肢機能は，対象を操作し，目的的活動を行ううえで重要な役割を担うため，その障害は身

辺処理から学校生活にいたるまで子どものさまざまな生活に影響を及ぼす．上肢操作には，先に説明した運動制御機構に加え，課題を遂行するための知覚・認知機能も関連する．ASD児の上肢機能に関しては，リーチ，手指の微細運動，左右の協調運動に関して困難さがあることが報告されている．

① リーチ動作

　生活で使われる上肢の運動のほとんどは，対象物に対する目的的な運動，すなわち目標到達運動（goal-directed movement）であるため，上肢機能に関する研究の多くは物体に対するリーチ時の運動を分析している．

　Yangら（2014）は，平均年齢7歳8カ月の定型発達児とASD児で，大小2種類の円柱物に対してリーチし把握する際の上肢運動を三次元動作解析により検討している．ASD児のリーチは運動の軌道が滑らかではないこと（小さな物体で視覚的フィードバックがない状況でより顕著），把握時の手の開きが大きいことを示した．

　リーチ時の速度を分析した研究では，ボールを箱に入れる課題において，就学前のASD児は定型発達児よりも運動速度が速いことを報告している（Fortiら，2011）．一方で，Mariら（2003）は7〜12歳のASD児と定型発達児を対象に，立方体にリーチし把持する動作を三次元動作解析により分析し，知的能力の違いにより，リーチ速度が異なることを示した．IQが80未満の児では定型発達児よりも速度が遅く，IQ80以上の児では定型発達児よりも速いという興味深い報告をしている．

　目標到達運動においては，特に運動の後半で，物体を把持するため視覚的なフィードバックが不可欠となる．そのため，ASD児の目標到達運動には，視覚と運動の協応の問題が影響している可能性がある．数は少ないが目標がない運動（not goal-directed movement）を用いた研究もある．成人のASDを対象とした，腕を振る（肩の屈曲伸展）という目標とする対象がない運動を解析した研究では，定型発達者と比べ運動の軌道が滑らかでないこと，運動の速度，加速度が定型発達者よりも速いことが報告されている（Cookら，2013）．

作業療法の観点から

　リーチのスピードが速いという研究結果は，臨床においてゆっくりとした滑らかな運動が苦手なASD児が多いことからも納得できる．運動の軌跡が滑らかでない点に関しては，先に述べた内部モデルが適切に機能していない可能性が高いが，上肢の筋緊張の低さが空間での上肢操作に影響し，空間での保持や操作性に影響を与えている可能性もある．また，リーチ動作には姿勢背景運動が伴うことから，姿勢コントロールの問題が反映された結果である可能性も否定できない．

　リーチ動作は，目標到達運動であることから，どのような対象にかかわるのかによっても手のかまえや速度が異なると考えられる．水がコップ一杯に入っている状況と水が入っていない状況でも，コップにリーチするときのスピードは異なるのではないだろうか？　繊細なガラス

細工と布でできたぬいぐるみはどうであろうか？　また，物の大きさや重さによって，両手で
リーチするか片手でリーチするかも異なってくる．

　作業療法ではさまざまな対象物を用いるが，リーチ動作を通して子どもがどのように対象を
捉え，運動を計画しているのかをみることで支援に活かすことができる．

② 手指の微細運動

　手指の微細運動の評価として，M-ABC や MABC-2 の手先の器用さ（manual dexterity）を
使用している研究が多い．この検査には，つまみ動作の他，ひも通しや，ペンで線を引く動作
など，さまざまな要素が含まれる検査が入っているため，その解釈は慎重に行う必要がある．
アスペルガー障害を対象とした研究では，6〜12 歳では 82%（Hilton ら，2007），6〜15 歳では
100%（Miyahara ら，1997）が手先の器用さに問題があった．

　4〜15 歳を対象としたパーデューペグボード（30 秒間で小さなペグをつまみ，穴に入れる）
を用いた研究では，ASD 児は定型発達児に比較し，制限時間内に穴に入れることができたペグ
の数が有意に少なかったことが報告されている（Riquelme ら，2016）．

👆 作業療法の観点から

　臨床場面で，つまみ動作そのものが難しい児に出会うことは少ないが，対象物の操作などの
問題を示すことは多い．例えば，服のボタン操作の困難さは，手指の微細運動を伴う活動の 1
つであるが，微細運動以外にも両手の協調運動，視覚認知（空間認知，図と地の弁別），体性感
覚の問題などが関連するため評価を行う際には，何が最も大きな要因となっているのかを検討
する必要がある．

　手指の筋に低緊張を示す児では，手指関節の過伸展が観察されることも多く，低緊張に伴っ
て固有受容感覚の情報が適切にフィードバックされにくい場合もある．

③ 両手の協調（身体の両側運動協調）

　臨床において ASD 児の両側運動協調，特に左右上肢の運動協調の難しさ（食事で茶碗を持
つことが難しい，定規がずれる等）を目にすることは多いが，その研究は非常に少ない．

　作業療法では，Ayres により 1972〜1989 年に複数回実施された感覚統合障害児を対象とした
因子分析研究において，一貫して身体の左右の運動協調の障害（両側統合障害）が因子として
あがっており，さらに，1 万人以上のデータから確証的因子分析を実施した Mulligan（1998）
の研究においても，両側統合障害は因子として抽出されている．これらの研究は ASD 以外の
発達障害を含んでいる可能性があるが，ASD 児のみを対象とした研究においても，両側統合に
かかわる感覚統合検査のスコアが低いことが示されている（Roley ら，2015）．日本では，加藤
ら（2015）が発達障害児 99 名（約 70% が ASD 児）と定型発達児 103 名を対象とした JPAN の

and Praxis Tests（SIPT）と Sensory Processing Measure（SPM）を用いた研究を行い，SIPT の「模倣（姿勢模倣と口腔運動模倣）」，「両側協調とシークエンス」のスコアが低いことを報告している．また，「模倣」，「両側協調とシークエンス」のスコアと SPM の「家庭，学校での社会参加」のスコアに関連があること，「模倣」と「学校生活で観察される運動企画や観念化の能力」に関係があることを報告している．

5～8 歳の ASD 児を対象とした Bodison（2015）の研究では，SIPT の「姿勢模倣」と「口腔運動模倣」のスコアは Vineland 適応行動尺度の「遊びと余暇」のスコアと関連することも報告されている．「遊びと余暇」の中でも "2 人以上の子どもと 5 分以上協力して遊ぶ"，"大人の少しの手助けで遊ぶことができる"，"身近な家庭用品等を使って見立て遊びをする"，"簡単なごっこ遊びをする" などが困難であった．

JPAN を用いた日本の研究においても，ASD 児の行為機能は定型発達児よりも有意に低く，姿勢バランスや体性感覚の能力と比較してもより低いことが報告されている（加藤ら，2013）．

🖐 作業療法の観点から

臨床的には，行為機能は遊びを中心とした日常生活場面の観察などを通して評価することが多い．ただし，行為機能は，生活活動や遊びにおいて新しい，不慣れな活動を遂行するうえで重要となる機能である（p12 参照）．遊びの場面を例にあげると，「自由遊びの場面でいつも同じ遊びしかしない」，「少しの設定の変更でとまどう（例：ケンケンパが練習してできるようになっても，ケンパケンパに変更されると獲得した技能（ケンケンパ）が応用できず，できるようになるのに時間がかかる）」，「新しい遊具に誘っても参加しない」などが観察される．このような行動特性は，ASD の診断基準である「行動，興味，または活動の限定された反復的な行動様式」として捉えられるかもしれない．

行為機能の問題があると，どのようにやってよいかがわからず，新しい環境へのかかわりが妨げられるが，行為機能の障害は軽度から重度までスペクトラムであり，かつ，行為機能の障害が同程度であったとしても，生活における困り感は子どもによりさまざまである．そのため，個々の行為機能の発達段階や生活場面に合わせた支援が大切となる．

観念化に問題があり，自分で新しい遊びを思いつけなくても，人のマネであればできる場合や，順序立てに問題があっても，身体誘導や体性感覚の手がかりによって運動を学習していける場合もある（手がかりを，段階的に減らせるかもしれない）．

ASD 児の中には，低緊張などの運動機能の特徴から，運動に必要な安定性をうまくつくり出せない児もいる．順序立てを必要とする活動の多くは，運動性と安定性を切り替えていくことが必要となる．そのため，運動を実行する能力の一つである安定性の低下が活動の難しさの原因となる場合もある．この場合，順序立てに焦点を当てた支援（どのように動かすかを誘導する）よりも安定性を保証する支援が有効な場合もある．また，作業療法士は，子どもが自ら環境にかかわろうとする仕草やきっかけを見逃さず，わずかな反応を丁寧に拾って，環境へのかかわりにつなげていくことが大切である（遠目に見ている，遊具に自ら近づく，触りにくる，

等）．特に ASD 児は，新規環境に対して不安が強くなりやすいために，自ら新規の環境にかかわるためのきっかけづくりは重要である．

3 行為機能障害と自己・他者・物理的対象

　人は外界を自己と他者と物理的対象の3つに大きく分類して理解しているとされている（Wellman ら，1992）．

　この3つを区別する手がかりとして，高橋ら（2011）は予測性（predictability）と可制御性（contorollability）の2つのパラメータを挙げている．予測性とは，対象の動きや振る舞いをどれだけ正確に予測できるのかのパラメータである．可制御性とは自分の働きかけによりどの程度，制御（コントロール）可能かのパラメータである．この2つのパラメータから，自己・他者・物理的対象の3つを配置すると図14のような関係性となる．予測性と可制御性ともに高いのは自己である．これは，前述の運動主体感と関連し，自己はこの世の中で最も，自分の思うがまま・予測したとおりに動かせるものである．自己とは反対に位置する，予測性と可制御性が最も低いのが他者である．

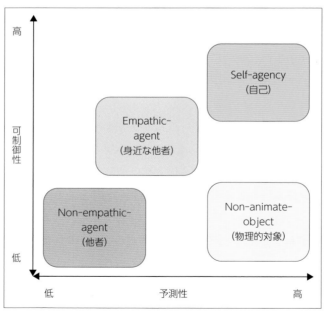

図14　予測性・可制御性と自己・他者・物理的対象

（高橋ら，2011 より一部改変引用）

作業療法の観点から

外界を自己と他者と物理的対象の3つに分類し，これを予測性と可制御性の2つのパラメータから考える視点はASD児の行為機能障害を考えるうえで役立つ．予測性と可制御性が低い対象であればあるほど行為機能が必要となり，逆に，予測性と可制御性が高い対象ほど行為機能を要しない．

物理的対象は概して予測性は高く，可制御性は低いが，これは対象となる物体により，幅がある．例えば，スイッチを押すことで光るおもちゃや機械は予測性も可制御性も高い．しかし，ブランコはスイッチを押すおもちゃと比べ，可制御性は低くなる．

予測性に関して，先ほどのスイッチを押すおもちゃを例に考えれば，押せば必ず同じ結果となるため，予測性は高いといえる．しかし，これは，対象物に働きかける身体運動が同じという条件が不可欠となる．もし，働きかける身体運動が異なれば，対象物の反応は異なる（押すと光るスイッチを引っ張ってもつかない）．そのため，操作に，より高度な身体運動の時間的・空間的協調性が必要な対象物であればあるほど，わずかな運動の違いにより結果に影響を及ぼす．そのため，協調運動に難しさがある場合，頭では予測できていても，実際の対象物の反応が予測と異なり混乱してしまう児もいる．ASD児の臨床像を考える際は予測性と可制御性は2つの独立したパラメータではなく，相互に関連があるものとして捉えることが必要となる．

他者は予測性，可制御性ともに低いため，最も高い行為機能が必要となる．行為機能は物理的環境へのかかわりに対して使用する用語であるが，人的環境へのかかわりも予測性と可制御性の視点から捉え，行為機能に含めて考えると作業療法に活用できる．他者の振る舞いや動きは非常に多様性があり予測することは難しい．また可制御性についても，同じかかわりをしてもいつも自分の思うように（期待したように）反応してくれるとは限らない．

対象が人の場合は，運動ではなく，ことばを用い対象とかかわることが多い．例えば，母親に「おもちゃ買って」と言っても，必ず買ってはくれない．買ってくれることもあれば，「また今度」と言われることもあれば，怒られることもある．人は物理的対象と異なり，1対1の因果関係ではないため予測しにくく，かつ制御することが難しい対象である．しかし，他者も物理的対象と同様に予測性と可制御性に幅がある．母親を含めた家族は他者であっても予測性と可制御性は比較的高い．逆に，同年齢の子どもは予測性と可制御性が低いことが多い．

ASD児は予測性，可制御性が高いものを好む傾向がある．それは物理的対象であっても人であっても同様である．一見，難しそうに見える家庭用ゲーム機も予測性と可制御性が高い（Aというボタンを押せば，必ずキャラクターがジャンプする）ため，好きな遊びとなる．また，作業療法士や家族に，同じ質問を繰り返して同じ答えを聞きたがる（例：「○○先生，7×7は？」と聞き「49」と答えない限り，聞き続ける）ことも，予測性，可制御性が高いかかわりを好んでいると考えることができる．このように，ASD児の行動を予測性，可制御性の視点から捉えることは作業療法の大きなヒントとなる．

予測性という視点は，ASD児のさまざまな支援の場で広く理解されており，スケジュール表を作成することや，見通しをもてるように写真などの視覚情報を事前に提示するといった日常

生活の工夫として取り入れられている．

　一方，予測性と可制御性という2つのパラメータによる観点に基づいた支援は，作業療法とは非常に相性がよい考え方である．作業療法の中では，自己身体を操作する活動（予測性も可制御性も最も高い）を基盤に，物理的環境そして人的環境へのかかわりへの広がりを支援していくことになる．さらに，物理的環境や人的環境も予測性と可制御性という視点から段階づけが可能となる．特に作業療法士自身は子どもに合わせて自由に予測性と可制御性を段階づけできる万能なツールなのである．

［5］作業療法が運動機能を支援する理由（まとめ）

　作業療法が支援するASDの協調運動は，発達の原動力となる「機会」「場」を自身の力でつくるための一つの能力として，考える必要がある．例えば，「姿勢バランスの向上」「手指の巧緻性の改善」「真っ直ぐな姿勢で椅子に座っていられる」等は，作業療法の目標となることが多い．確かに，姿勢バランスが悪い，手指の巧緻動作が難しい，姿勢筋緊張が低く，抗重力姿勢を保持することが難しいASD児は多い．しかし，作業療法にとって重要なことは，これらの機能が発達することで，生活の中で主体的にかかわる機会や場が増えること，すなわち行為機能が発達することである．姿勢バランスが向上し，固定遊具で遊べるようになったことで，クラスの友達とのかかわりが増え，親友ができ，友達の家に遊びに行けるようになり…といった，子どもの生活と発達を考え，それを実現することである．単に運動スキルを改善する目的で行う運動の支援は，作業療法ではないことを念頭に置いておきたい．

文　献

Adams IL, Lust JM, Wilson PH, et al（2014）. Compromised motor control in children with DCD：a deficit in the internal model?—A systematic review. Neurosci Biobehav Rev. 47. 225-244.

Ayres AJ（1982）. 子どもの発達と感覚統合. 佐藤　剛監訳. 協同医書出版社.

Blakemore SJ, Frith CD, Wolpert DW（1999）. Spatio-temporal prediction modulates the perception of self- produced stimuli. J Cogn Neurosci. 11. 551-559.

Blakemore SJ, Wolpert DM, Frith CD（2002）. Abnormalities in the awareness of action. Trends Cogn Sci. 6. 237-242.

Bo J, Lee CM, Colbert A, et al（2016）. Do children with autism spectrum disorders have motor learning difficulties? Res Autism Spectr Disord. 23. 50-62.

Bodison SC（2015）. Developmental Dyspraxia and the Play Skills of Children With Autism. Am J Occup Ther. 69. 6905185060.

Borremans E, Rintala P, McCubbin JA（2010）. Physical fitness and physical activity in adolescents with asperger syndrome：a comparative study. Adapt Phys Activ Q. 27. 308-320.

Cartmill L, Rodger S, Ziviani J（2009）. Handwriting of Eight-Year-Old Children with Autistic Spectrum Disorder：An Exploration. J Occup Ther Sch Early Interv. 2. doi：10.1080/19411240903146426.

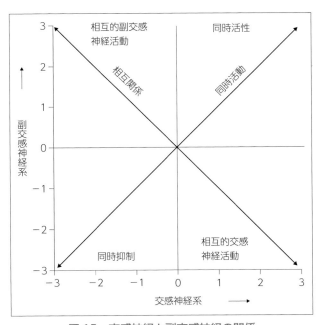

図15　交感神経と副交感神経の関係
相互関係とは交感神経系と副交感神経系の二極性のモデルであり，両者
の相互的なバランスを示している．一方，同時活動とは，交感神経系と副
交感神経系の総和であり，総合的な自律神経系の活動状態を示している.
（Berntson ら，2008 より一部改変引用）

反応性や過小な反応性といった一見相反する行動特性が，個人の中で変動する場合もある（Pel-
licano ら，2012）.

　触覚の検出閾を検証した研究では，軽い触刺激（フィラメントで触れる等）は定型発達児と
同様に検出できることが報告されている（Mikkelsen ら，2018）.

　しかし，static 条件（強さが一定の刺激：示指と中指のどちらの指が刺激されたかを回答）と
dynamic 条件（強さが徐々に増大する刺激：0 から徐々に刺激を大きくし，刺激を感じた時点
で，示指と中指のどちらの指が刺激されたかを回答）を用いた実験では，ASD 児が定型発達児
とは異なる傾向を示すことが報告されている〔Puts ら，2014（図16）；Tavassoli ら，2016〕.

　定型発達児・者では，static 刺激よりも dynamic 刺激の閾値が高くなり，このような閾値の
違いは閾値下刺激（subthreshold）によるフィードフォワード抑制を反映していると考えられ
ている（Puts ら，2013；2014）.

　ASD 児では，static 刺激と dynamic 刺激の閾値に差が認められず，定型発達児よりも static
刺激の閾値が有意に高かった．さらに，static 刺激の閾値が高いほど ASD の行動特性は重度で
あり，static と dynamic 刺激の閾値の比率が小さいほど ASD 児は反復行動を強く示すことが
報告されている（Puts ら，2014；Tavassoli ら，2016）（図17）．フィードフォワード抑制は，
刺激に適応するうえでの馴化としても捉えられ，視床からの刺激入力を受けた抑制細胞が隣接
した神経活動を減弱させることで生じる．ASD では触覚刺激に対するフィードフォワード制御
がうまく機能していない可能性があり，フィードフォワード制御における GABA 作動性ニュー

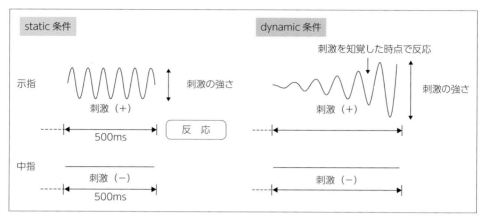

図 16　触覚の検出に関する実験刺激（static と dynamic 条件）
図は示指の刺激で，中指は刺激されていない．

(Puts ら，2014 より一部引用改変)

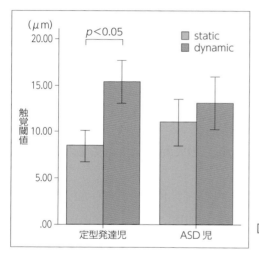

図 17　static 刺激と dynamic 刺激の触覚閾値
(Tavassoli ら，2016 より一部改変引用)

ロン（γ-aminobutyric acid：GABA は中枢神経系の抑制性神経伝達物質である）の問題が示唆されている．

　Puts ら（2011）は，健常成人を対象とした magnetic resonance spectroscopy（MRS）の実験により，感覚運動野における GABA 濃度と体性感覚の識別閾が関連することを報告している．定型発達児でも同様の傾向が確認されているが，ASD 児やトゥレット症候群ではこのような関係性が示されないことが明らかとなっている（Puts ら，2015；2017）．GABA が関連する興奮と抑制のバランスの問題（excitation/inhibition imbalance）は，ASD の感覚特性の原因仮説の１つとして注目されてきている（Gaetz ら，2014；Rojas ら，2014）．GABA の作用は，発達過程で興奮性から抑制性へ変化することが知られているが，ASD ではその過程に問題が生じ，GABA 作動性ニューロンによる抑制のメカニズムが正常に機能していない可能性があるといわれている（Puts ら，2011）．GABA 抑制と興奮のバランスが崩れることで，近接したニューロンの発火が調整されずノイズが多くなった場合には，刺激に応じた適切な神経系の反応が妨

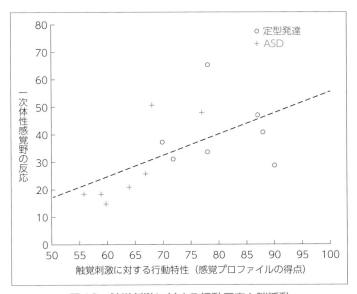

図18　触覚刺激に対する行動反応と脳活動
感覚プロファイル（原版）は，低い得点が感覚刺激に対する非定型な行動特性を
反映する（低いほど非定型である）．

（Marco ら，2012 より一部改変引用）

げられる（Marco ら，2012；Puts ら，2011）．Puts ら（2017）は，ASD 児では感覚運動野の
GABA レベルが低いことを報告し，このような GABA レベルの低下は，触覚のフィードフォ
ワード抑制のメカニズムの問題と関連していることを示唆している．

　さらに，時間順序判断を用いた触覚研究では，ASD は高い時間分解能を示すこと（わずかな
時間差で生じる順序を正確に識別できる）が報告されており，高すぎる精度の神経生理学的メ
カニズムとして，GABA 濃度の異常による興奮と抑制のバランスの問題が関与していることが
示唆されている（Ide ら，2019）．

　Marco ら（2012）は，脳磁場計測（magnetoencephalography：MEG）を用いた ASD 児の研
究で，ASD 児は定型発達児に比べ，手指に触覚刺激（遅く・一定の間隔）を提示したときに対
側（この場合，右を刺激したときの左の一次体性感覚野）の一次体性感覚野の反応が減弱して
いたことを報告している．さらに，触覚刺激に対する行動特性（触覚刺激に対する過剰反応性
の有無）に基づき群間比較を行ったところ，行動特性が非定型的な群（過剰反応群）が定型的
な群よりも一次体性感覚野の神経活動の反応が弱いことを示し（この場合，左を刺激したとき
の右の一次体性感覚野），一次体性感覚の活動異常がその後の処理過程にも影響を及ぼしてい
ることを示唆した（図18）．

　拡散テンソル画像を用いた Pryweller ら（2014）の研究では，5〜8 歳の ASD 児において下
縦束の FA（fractional anisotropy）値が触覚刺激の過剰反応性と関連していることを報告して
いる．下縦束の垂直方向に枝分かれした部分は，頭頂連合野の下頭頂小葉（体性感覚情報が統
合され自己身体の知覚や主体感に関与する脳領域）と連絡しており，触覚刺激によって引き起
こされる情動的反応が，これらの脳領域や機能的な結合の問題と関連していることを示唆して

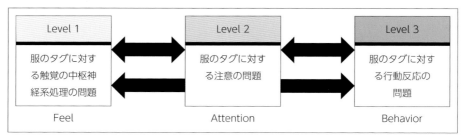

図19　感覚処理のレベル

（Wodka ら，2016 より一部改変引用）

いる．このような知見からは，体性感覚の処理が「身体化による認知」に重要な役割を担っていることが考えられ，その支援の重要性を裏づけている．

しかし，日常生活における行動反応はより複雑であり，実験環境での触覚刺激に対する反応と，保護者が報告する質問紙の結果には関連性がないことを報告している研究もある（Wodkaら，2016）．Wodka ら（2016）は，感覚処理がいくつかのレベルから構成されていることに着目し（図19），特に触覚刺激への反応特性と注意の関連を報告している．彼らは，日常生活でみられる行動反応には，触覚刺激に対する中枢神経系処理の問題だけでなく，注意の問題も影響していることを指摘している．図にあるようにこれらは相互に影響しており，行動反応に影響する個々の比重を考慮したうえで支援を行う必要がある．特に，臨床場面で触覚検査を行う際には，得点の結果だけで判断を行うと臨床像を誤って解釈してしまう可能性が高い．触覚検査の得点が高くても，逃避的な反応や不快な反応を示す場合や，検査課題中に他の刺激に注意がそれた結果として得点が低くなることは，臨床的にしばしば生じる事象である．そのため，検査得点だけでなく，検査中にみられる子どもの行動反応の観察を丁寧に行うことが不可欠となる．

② 聴　覚

聴覚は，音量やピッチといったより低次の処理から，会話や言語理解といったより高次の処理までを含むが，ここでは主に前者に焦点を当て解説する．

ASD の聴覚の特徴として，突然の大きな音に対する過剰反応や，ショッピングモールのような騒々しい場所での嫌悪反応が取り上げられることが多い．過剰反応や嫌悪反応は，「泣き続ける」，「耳ふさぎをする」などの行動反応として示されるため，周囲の大人も比較的気づきやすい．しかし，このような ASD の音への過剰反応性に関する研究は少なく，その神経生理学的なメカニズムも不明な点が多い．Chang ら（2012）は，聴覚刺激に対する交感神経系の反応と日常生活場面における聴覚刺激に対する行動反応に関連があることを，精神性発汗に伴う皮膚電気活動と保護者が回答する質問紙の結果から報告している．このような感覚刺激に対する過剰反応性は年齢に伴い減弱することが報告されており（Kern ら，2006），自己調整のメカニズムの成熟が関連していることが示唆されている．

ASD の音刺激に対する他の特徴としては，韻律を含んだ複雑な音刺激の識別に関しては非定

型的な反応を示す一方で，単純な純音に関しては定型的反応を示すこと，ピッチ（高さ）の変化を識別する能力に関しては定型発達児・者よりも優れていることが報告されている（O'Connor, 2012）．特にピッチの変化に対する気づきやすさは幼児期や児童期に顕著であり，変化に対する鋭敏さが聴覚の情報過多を引き起こし，言語獲得に必要な聴覚情報が適切に得られにくくなり，言語発達に影響することも示唆されている．また，機械音等に比べ人の声や呼びかけに対して，時間的・空間的な定位に弱さがあることも知られている（Dawson ら，2004）．Bidet-Caulet ら（2017）が行った事象関連電位を用いた実験では，ASD 児は音声以外の聴覚刺激（電話，楽器，動物の泣き声，等）に対する脳電位変化が定型発達児と異なっており，ASD 児では音声と音声以外の聴覚刺激には脳電位変化に差がないことを報告している．つまり，定型発達児では選択的に人の声に反応し，音声と音声以外の聴覚刺激には脳電位変化の違いがみられるのに対して，ASD 児には違いがみられず，音声に対する選択的な聴覚情報の処理に問題がある可能性が示唆されている．

「名前を呼んでも振り向かない」などは，ASD 児の幼児期に多く聞かれるエピソードの１つである．ただし，このような聴覚処理は，触覚と同様に注意との関連が強いことも考慮する必要がある．青年期の ASD を対象とした研究では，注意など認知的負荷が高い二重課題時では，情動的プロソディーの判断に時間を要することが報告されている（Chevallier ら，2011）．このような特性は，複数の感覚情報を同時に処理しなければならない対人交流場面で，その困難さの要因の１つとなっている可能性がある．

近年の脳機能研究では，触覚と同様に聴覚野（主にシルビウス溝周辺）の GABA 濃度が ASD で低下していることが報告されている（Rojas ら，2014）．この研究では，ASD 児のきょうだいでも同様に，定型発達児よりも GABA 濃度が低下していることを明らかにしており，ASD の感覚特性に共通した神経基盤の解明につながる可能性がある．

③ 視　覚

視覚に関しては，ASD の視覚認知に注目した研究が多く報告されている．例えば，輝度の変化を検知するなどのシンプルな課題に関しては高成績を示す一方で，表情や動きなど複雑な情報に関しては全体的な情報として処理することが苦手であることが知られている．当事者研究を行っている綾屋ら（2008）は，「視覚において情報が多すぎて処理できないと感じるとき，私は何が見えているのか判断できなくなっている」と自身の著書の中で記述している．

しかし，感覚刺激に対する反応特性（過剰な反応，等）を検証した研究はまだ数少ない．一部の ASD 児・者は，光刺激に対しては過剰な反応性を示すことが報告されており（Martinez-Sanchis, 2014），瞳孔の対光反射が定型発達児とは異なる可能性も示唆されている（Daluwatte ら，2013）．Daluwatte ら（2013）は，ASD 児では瞳孔括約筋による瞳孔の収縮（縮瞳）が低下していることから，副交感神経系による自己調整のメカニズムが感覚刺激への反応特性に関与しているのではないかと述べている．

外部刺激に対する自動的反応としては，近年，プレパルス・インヒビション（prepulse inhi-

bition：PPI）に関する研究報告もいくつかなされている．PPI は視覚以外の感覚系においても
みられる反応であり，ASD 児は聴覚刺激に対して PPI の問題を示すことが示唆されている
（Cheng ら，2018）．

　PPI は，sensorimotor gaiting（中枢神経系において，不要な感覚情報を排除し，感覚入力を
調整する抑制メカニズム）の指標として考えられている．研究においては，突然の強い感覚刺
激に対する驚愕反応が，その強い刺激の直前に比較的弱い刺激を先行させることで，抑制され
る現象を検証する（高橋ら，2015；Swerdlow ら，2008）．視覚に関しては，驚愕反応として瞬
目反応を用いて検証されていることが多く，成人の ASD 者では PPI が減弱していることが報
告されているが，ASD 児では PPI の減弱はみられておらず，発達的側面も考慮し今後さらなる
検証が必要とされている（Takahashi ら，2011）．

4 味覚・嗅覚

　味覚・嗅覚に対する反応特性は，偏食の問題の原因の一つとして注目されてきた（Mari-
Bauset ら，2014）．偏食に関連する行動特性は 60％以上の ASD 児にみられ，定型発達児でみ
られる割合の 5 倍以上という報告もある（Kerwin ら，2005；Sharp ら，2013；2018）．ASD の
偏食に関しては，調理形態，食具，食べる場所，食べる人など環境の変化に対する適応の難し
さが，その要因になることもある．また，感覚に関しても触感（体性感覚）や食材の見た目や
色など味覚・嗅覚以外の要因も関連するため，偏食に関連する行動特性については慎重に解釈
を行う必要がある（Emond ら，2010；Vissoker ら，2015）．

　味覚・嗅覚ともに ASD の感覚特性に関する研究は，視覚や聴覚に比べて非常に少ない．味
覚・嗅覚の処理は，眼窩前頭皮質，島皮質，扁桃体を含めた皮質ならびに皮質下の両者に求心
性の感覚情報の入力があるといわれている（Boudjarane ら，2017）．ASD の嗅覚に関しては，
閾値と識別に関する検証がなされており，年齢，IQ によって行動反応の傾向に違いがあること
が報告されている（Larsson ら，2017）．近年の研究では，ASD 児の嗅覚の閾値は定型発達児
よりも高いことが報告されているが（Kumazaki ら，2016），実験方法や刺激の種類，対象者の
年齢の違いなどの影響もあり，一貫した結果は得られていない．

　ASD の味覚に関しては，閾値，味の識別，快・不快尺度を用いた研究がいくつか報告されて
いる．味覚は，舌や口蓋・咽頭に存在する味蕾の味細胞が刺激されることによって生じ，味の
種類は「甘味・塩味・酸味・苦味・うま味」といった基本味に分類されることが知られている．
哺乳類の味覚系は胎生後期（8 カ月ごろ）から機能し始め，離乳時にはさまざまな食物を味わ
える能力を有している．食経験による味の評価の仕方の個人差は味細胞における違いではな
く，温度や食感を含めた複合的な情報を識別し，判断できる能力によって生じるともいわれて
いる（山本，2008）．味覚に関連する行動が後天的な学習に影響される部分も大きいことを考慮
すると，先に述べたように偏食の問題を単に生得的な感覚の問題として捉えることは難しく，
乳幼児期からの生活に関する情報収集が非常に重要になる．特に，ASD では，言語機能（言語
によるラベリング）や意味記憶といった認知的側面からの処理の影響が，味覚・嗅覚に対する

行動反応と関連しているのではないかとも考えられている（Boudjarane ら，2017）．しかし，ASD の嗅覚や味覚に関する研究報告はまだ少なく，支援に活かすためには，今後，さらなる検証が必要である．

🐝 作業療法の観点から

「触覚」，「聴覚」，「視覚」，「味覚・嗅覚」に関して解説したが，環境にある感覚情報の中から状況に応じて適切なものを取捨選択して処理し，行動反応につなげるまでには，注意といった高次の神経系を含めた複雑なメカニズムを解明していく必要がある．

作業療法士が臨床で支援を行ううえでも，表面的な行動反応に影響しうるさまざまな要因を掘り下げ，子どもが生活する環境や周囲のかかわりを含めて，支援の内容を追及していく必要があるだろう．

---

［4］内受容感覚

内受容感覚は，作業療法の臨床では注目されることは少ない感覚であるが，ASD の臨床像を理解するうえで重要であるため，その一部を紹介しておきたい．

内受容感覚は Sherrington（1906）がはじめて使用した用語であり，彼は感覚を外受容感覚，固有受容感覚，内受容感覚に分類した（表6）．内受容感覚は，主として内臓からの求心性の感覚のうち意識にのぼり，人の行動に影響を与えるものである（DuBois ら，2016）．身体のホメオスタシスの状態を意識するための感覚であり，具体的には，内臓痛，空腹や喉の渇き，尿意・便意，呼吸や心拍・血圧の変化などを感知する．脳機能としては，島皮質がその中心的な役割を担い，人の感情や意思決定，自己主体感にも大きく関与することが知られている．

内受容感覚に関する研究では，自身の心拍や呼吸をモニターする課題（例：心拍検出課題）や自己記入式による質問紙が用いられる場合が多い．Garfinkel ら（2016）による成人の ASD を対象とした研究では，心拍検出課題の正確性においては ASD 群で低下していたが，自己記入式の質問紙では内受容感覚の感度が有意に高くなる傾向が報告されている．また，ASD 児・者は内臓感覚を特定の状況的文脈と結びつけることによって生じる高次の感覚に気づきにくいことが示唆されている〔例：内臓の感覚があっても，周囲の情報（周囲がお昼の準備をする，前の食事から 5 時間以上経った，12 時でお昼の時間，美味しそうなにおいがする）と結びつけ

表6　Sherrington による感覚の分類

外受容感覚（exteroception）	身体外部の情報を感知する	視覚，聴覚，触覚，嗅覚，味覚
固有受容感覚（proprioception）	身体の運動や位置の変化を感知する	深部感覚（主に筋紡錘，ゴルジ腱器官を受容器とする），前庭感覚
内受容感覚（interoception）	身体内部の情報を感知する	内臓感覚（内臓痛，空腹，喉の渇き，尿意・便意，心拍，呼吸，血圧など）

て空腹であると感じにくい（熊谷，2018）］．私たちは自己の内受容感覚を周囲の状況や文脈を
ふまえて解釈し，自分が空腹なのか，疲れているのか，などを判断し行動選択しているが，
ASD ではそのプロセスに問題がある可能性があると考えられる．

　このように，ASD 児・者と定型発達児・者を比較した近年の研究では，内受容感覚の感覚処
理に違いがあることが示唆されており，共感性や不安との関連からも注目されている．ただし，
内受容感覚にみられる ASD の特性が，関連する神経ネットワークの過剰な状態を反映してい
るのか，過小な状態を反映しているのかについては明らかにはなっておらず，そのメカニズム
に関しては今後さらなる研究が必要である（DuBois ら，2016）．

　作業療法士が，ASD 児が示す共感性や感情認知に関連する困難さを理解していく際には，内
受容感覚は重要な観点の１つであり（p33 参照），作業療法士としてどのように支援が行えるか
は，その有効性も含めて検証していく必要がある．

［5］作業療法における感覚処理障害（まとめ）

　感覚処理障害，特に感覚調整障害は，日常生活に影響する大きな要因であるとともに，発達
的観点においても早期からの有効な支援が望まれている．感覚調整障害は目に見えにくく，環
境や状況の影響も受けやすいため，周囲からの理解が得られにくい障害だといえる．また，主
観的な体験であるため，本人も自分の感覚特性に気づいていない場合もある．作業療法士の役
割の一つは，個に応じた細やかで客観的な評価を行い，それに基づく問題解決のための手段を
ともに見つけることである．作業療法士が提案する方法は決して万能ではないため，当事者の
自己理解が進むことで自らより有効な解決方法を発見することもある．そのため，専門家とし
て対応を最初から決めつけるのではなく（「聴覚過敏があるから，パーテーションが必要」，
等），ともに見つけるための支援が重要である．

　標準化された検査や質問紙は，感覚処理の問題を客観的に整理するうえで役立つことが多い
（客観的なデータが理解を促進することもある）．ただし，得られる得点だけでは，臨床像を十
分に理解できないこともあり，家族や本人から適切に情報を得るためのインタビュー技術や検
査中の観察力が臨床家として最も必要である．作業療法士が ASD や感覚処理に関する脳機能
を理解することは，インタビューや観察を含めた適切な評価の実施や，評価結果を本人・家族
に説明するうえでも非常に役立つものである．

　また，本来は発達過程の中で経験するプロセスが，感覚処理の問題により妨げられている場
合，その経験を支援することも作業療法士としての役割の一つである．例えば，予測性の低い
感覚刺激が過剰反応を引き起こしているのであれば，予測性の段階を活動の中で調整・段階づ
けることが有効な場合もある．また，子どもにとって意味のある文脈の中での感覚体験は，内
受容感覚を適切に解釈することを助ける可能性もある．

文 献

綾屋紗月，熊谷晋一郎（2008）．発達障害当事者研究―ゆっくりていねいにつながりたい（シリーズケアをひらく）．医学書院.

Ausderau KK, Sideris J, Furlong M, et al（2014a）. National survey of sensory features in children with ASD：factor structure of the sensory experience questionnaire（3.0）. J Autism Dev Disord. 44. 915-925.

Ausderau KK, Furlong M, Sideris J, et al（2014b）. Sensory subtypes in children with autism spectrum disorder：latent profile transition analysis using a national survey of sensory features. J Child Psychol Psychiatry. 55. 935-944.

Ausderau KK, Sideris J, Little LM, et al（2016）. Sensory subtypes and associated outcomes in children with autism spectrum disorders. Autism Res. 9. 1316-1327.

Baranek GT, David FJ, Poe MD, et al（2006）. Sensory Experiences Questionnaire：discriminating sensory features in young children with autism, developmental delays, and typical development. J Child Psychol Psychiatry. 47. 591-601.

Baranek GT（2009）. Sensory experiences questionnaire. version 3.0. University of North Carolina at Chapel Hill.

Ben-Sasson A, Hen L, Fluss R, et al（2009）. A meta-analysis of sensory modulation symptoms in individuals with autism spectrum disorders. J Autism Dev Disord. 39. 1-11.

Berntson GG, Norman GJ, Hawkley LC, et al（2008）. Cardiac autonomic balance versus cardiac regulatory capacity. Psychophysiology. 45. 643-652.

Bidet-Caulet A, Latinus M, Roux S, et al（2017）. Atypical sound discrimination in children with ASD as indicated by cortical ERPs. J Neurodev Disord. 9. 13.

Blakemore S-J, Tavassoli T, Calò S, et al（2006）. Tactile sensitivity in Asperger syndrome. Brain Cogn. 61. 5-13.

Boudjarane MA, Grandgeorge M, Marianowski R, et al（2017）. Perception of odors and tastes in autism spectrum disorders：a systematic review of assessments. Autism Res. 10. 1045-1057.

Cascio C, McGlone F, Folger S, et al（2008）. Tactile perception in adults with autism：a multidimensional psychophysical study. J Autism Dev Disord. 38. 127-137.

Chang MC, Parham LD, Blanche EI, et al（2012）. Autonomic and behavioral responses of children with autism to auditory stimuli. Am J Occup Ther. 66. 567-576.

Cheng CH, Chan PS, Hsu SC, et al（2018）. Meta-analysis of sensorimotor gating in patients with autism spectrum disorders. Psychiatry Res. 262. 413-419.

Chevallier C, Noveck I, Happe F, et al（2011）. What's in a voice? Prosody as a test case for the Theory of Mind account of autism. Neuropsychologia. 49. 507-517.

Daluwatte C, Miles JH, Christ SE, et al（2013）. Atypical pupillary light reflex and heart rate variability in children with autism spectrum disorder. J Autism Dev Disord. 43. 1910-1925.

Dawson G, Toth K, Abbott R, et al（2004）. Early social attention impairments in autism：social orienting, joint attention, and attention to distress. Dev Psychol. 40. 271-283.

DuBois D, Ameis SH, Lai MC, et al（2016）. Interoception in Autism Spectrum Disorder：A review. Int J Dev Neurosci. 52. 104-111.

Emond A, Emmett P, Steer C, et al（2010）. Feeding symptoms, dietary patterns, and growth in young children with autism spectrum disorders. Pediatrics. 126. e337-342.

Gaetz W, Bloy L, Wang DJ, et al（2014）. GABA estimation in the brains of children on the autism spectrum：measurement precision and regional cortical variation. Neuroimage. 86. 1-9.

Garfinkel SN, Tiley C, O'Keeffe S, et al（2016）. Discrepancies between dimensions of interoception in autism：implications for emotion and anxiety. Biol Psychol. 114. 117-126.

Green SA, Hernandez L, Tottenham N, et al（2015）. Neurobiology of sensory overresponsivity in youth with autism spectrum disorders. JAMA Psychiatry. 72. 778-786.

Güçlü B, Tanidir C, Mukaddes NM, et al（2007）．Tactile sensitivity of normal and autistic children. Somatosens Mot Res. 24. 21-33.

Hudac CM, DesChamps TD, Arnet AB, et al（2018）．Early enhanced processing and delayed habituation to deviance sounds in autism spectrum disorder. Brain Cogn. 123. 110-119.

Ide M, Yaguchi A, Sono M, et al（2019）．Higher Tactile Temporal Resolution as a Basis of Hypersensitivity in Individuals with Autism Spectrum Disorder. J Autism Dev Disord. 49. 44-53.

乾　敏郎（2018）．感情とはそもそも何なのか　現代科学で読み解く感情のしくみと障害. pp112-117．ミネルヴァ書房.

Kern JK, Trivedi MH, Garver CR, et al（2006）．The pattern of sensory processing abnormalities in autism. Autism. 10. 480-494.

Kerwin ML, Eicher PS, Gelsinger J（2005）．Parental report of eating problems and gastrointestinal symptoms in children with pervasive developmental disorders. Children's Health Care. 34. 217-234.

熊谷晋一郎（2018）．身体からみる障害・発達障害をもつ子どもの生きている世界. 発達. 39. 54-61.

Kumazaki H, Muramatsu T, Fujisawa T, et al（2016）．Assessment of olfactory detection thresholds in children with autism spectrum disorders using a pulse ejection system. Mol Autism. 7. 6.

Lane AE, Molloy CA, Bishop SL（2014）．Classification of children with autism spectrum disorder by sensory subtype：a case for sensory-based phenotypes. Autism Res. 7. 322-333.

Larsson M, Tirado C, Wiens S（2017）．A meta-analysis of odor thresholds and odor identification in autism spectrum disorders. Front Psychol. 8. 679.

Leekam SR, Nieto C, Libby SJ, et al（2007）．Describing the sensory abnormalities of children and adults with autism. J Autism Dev Disord. 37. 894-910.

Marco EJ, Khatibi K, Hill SS, et al（2012）．Children with autism show reduced somatosensory response：an MEG study. Autism Res. 5. 340-351.

Marí-Bauset S, Zazpe I, Mari-Sanchis A, et al（2014）．Food selectivity in autism spectrum disorders：a systematic review. J Child Neurol. 29. 1554-1561.

Martínez-Sanchis S（2014）．Neurobiological foundations of multisensory integration in people with autism spectrum disorders：the role of the medial prefrontal cortex. Front Hum Neurosci. 8. 970.

Matsushima K, Matsubayashi J, Toichi M, et al（2016）．Unusual sensory features are related to resting-state cardiac vagus nerve activity in autism spectrum disorders. Res Autism Spectr Disord. 25. 37-46.

McIntosh DN, Miller LJ, Shyu V, et al（1999）．Sensory-modulation disruption, electrodermal responses, and functional behaviors. Dev Med Child Neurol. 41. 608-615.

Mikkelsen M, Wodka EL, Mostofsky SH, et al（2018）．Autism spectrum disorder in the scope of tactile processing. Dev Cogn Neurosci. 29. 140-150.

Nili U, Goldberg H, Weizman A, et al（2010）．Fear thou not：activity of frontal and temporal circuits in moments of real-life courage. Neuron. 66. 949-962.

O'Connor K（2012）．Auditory processing in autism spectrum disorder：a review. Neurosci Biobehav Rev. 36. 836-854.

Pellicano E, Burr D（2012）．When the world becomes 'too real': a Bayesian explanation of autistic perception. Trends Cogn Sci. 16. 504-510.

Pryweller JR, Schauder KB, Anderson AW, et al（2014）．White matter correlates of sensory processing in autism spectrum disorders. Neuroimage Clin. 6. 379-387.

Puts NAJ, Edden RA, Evans CJ, et al（2011）．Regionally specific human GABA concentration correlates with tactile discrimination thresholds. J Neurosci. 31. 16556-16560.

Puts NAJ, Edden RA, Wodka EL, et al（2013）．A vibrotactile behavioral battery for investigating somatosensory processing in children and adults. J Neurosci Methods. 218. 39-47.

Puts NAJ, Wodka EL, Tommerdahl M, et al（2014）. Impaired tactile processing in children with autism spectrum disorder. J Neurophysiol. 111. 1803-1811.

Puts NAJ, Harris AD, Crocetti D, et al（2015）. Reduced GABAergic inhibition and abnormal sensory symptoms in children with Tourette syndrome. J Neurophysiol. 114. 808-817.

Puts NAJ, Wodka EL, Harris AD, et al（2017）. Reduced GABA and altered somatosensory function in children with autism spectrum disorder. Autism Res. 10. 608-619.

Rojas DC, Singel D, Steinmetz S, et al（2014）. Decreased left perisylvian GABA concentration in children with autism and unaffected siblings. Neuroimage. 86. 28-34.

Schaaf RC, Benevides TW, Leiby BE, et al（2015）. Autonomic dysregulation during sensory stimulation in children with autism spectrum disorder. J Autism Dev Disord. 45. 461-472.

Schoen SA, Miller LJ, Brett-Green B, et al（2008）. Psychophysiology of children with autism spectrum disorder. Res Autism Spectr Disord. 2. 417-429.

Sharp WG, Berry RC, McCracken C, et al（2013）. Feeding problems and nutrient intake in children with autism spectrum disorders：a meta-analysis and comprehensive review of the literature. J Autism Dev Disord. 43. 2159-2173.

Sharp WG, Postorino V, McCracken CE, et al（2018）. Dietary Intake, Nutrient Status, and Growth Parameters in Children with Autism Spectrum Disorder and Severe Food Selectivity：An Electronic Medical Record Review. J Acad Nutr Diet. 118. 1943-1950.

Sherrington CS（1906）. The integrative action of the nervous system. Yale University Press.

Swerdlow NR, Weber M, Qu Y, et al（2008）. Realistic expectations of prepulse inhibition in translational models for schizophrenia research. Psychopharmacology（Berl）. 199. 331-388.

高橋秀俊, 石飛　信, 原口英之, 他（2015）. 自閉症スペクトラム障害児における聴覚性驚愕反射の特性とエンドフェノタイプ候補可能性の検討. 日本生物学的精神医学会誌. 26. 103-108.

Takahashi H, Hashimoto R, Iwase M, et al（2011）. Prepulse inhibition of startle response：recent advances in human studies of psychiatric disease. Clin Psychopharmacol Neurosci. 9. 102-110.

Tavassoli T, Bellesheim K, Tommerdahl K, et al（2016）. Altered tactile processing in children with autism spectrum disorder. Autism Res. 9. 616-620.

Tomchek SD, Dunn W（2007）. Sensory processing in children with and without autism：a comparative study using the short sensory profile. Am J Occup Ther. 61. 190-200.

Tomchek SD, Little LM, Myers J, et al（2018）. Sensory Subtypes in Preschool Aged Children with Autism Spectrum Disorder. J Autism Dev Disord. 48. 2139-2147.

Vissoker RE, Latzer Y, Gal E（2015）. Eating and feeding problems and gastrointestinal dysfunction in autism spectrum disorders. Res Autism Spectr Disord. 12. 10-21.

Wodka EL, Puts NA, Mahone EM, et al（2016）. The Role of Attention in Somatosensory Processing：A Multi-trait, Multi-method Analysis. J Autism Dev Disord. 46. 3232-3241.

山本　隆（2008）. 味覚の発達と食行動. 外来小児科. 11. 163-171.

6：自閉スペクトラム症の実行機能

　実行機能（executive function）の障害を中核とする神経発達症は ADHD であるが, ASD においても実行機能の障害が報告されている. 実行機能の詳細については, ADHD の章にて説明しているが, ここでは ASD 児の実行機能の特徴について近年の研究から明らかになっている点のみを簡単に解説する.

　Craig ら（2016）は ASD と ADHD の実行機能に関する文献レビューにおいて, プランニングと認知的柔軟性は ASD および ASD と ADHD の併存群で重度であり, 抑制は ADHD および

ASD と ADHD の併存群で障害がより重度であることを示した．ワーキングメモリやモニタリング，流暢性等は ASD と ADHD では差がないとしている．また，Hill ら（2004）はレビュー論文において，ASD で障害が示唆されている認知的柔軟性とプランニングに焦点を当て解説している．特に認知的柔軟性は，心の理論課題（p30 参照）の成績を予測するともいわれており（Eşsizoğlu ら，2017），ASD の社会性の特性と関連した実行機能であると考えられる．心の理論課題に代表されるような，より高次な対人コミュニケーションに関連した神経基盤は，実行機能の神経基盤とも類似しており（Pineda-Alhucema ら，2018），実行機能の発達の観点から ASD の社会性の支援を考えることも重要である．

文　献

Craig F, Margari F, Legrottaglie AR, et al（2016）. A review of executive function deficits in autism spectrum disorder and attention-deficit/hyperactivity disorder. Neuropsychiatr Dis Treat. 12. 1191-1202.

Eşsizoğlu A, Köşger F, Akarsu F, et al（2017）. Theory of Mind and Selective Attention, Response Inhibition, Cognitive Flexibility in Patients with Schizophrenia. Noro Psikiyatr Ars. 54. 162-167.

Hill E, Berthoz S, Frith U（2004）. Brief report：cognitive processing of own emotions in individuals with autistic spectrum disorder and in their relatives. J Autism Dev Disord. 34. 229-235.

Pineda-Alhucema W, Aristizabal E, Escudero-Cabarcas J, et al（2018）. Executive Function and Theory of Mind in Children with ADHD：a Systematic Review. Neuropsychol Rev. 28. 341-358.

chapter III 注意欠如多動症の理解と作業療法

1：注意欠如多動症とは

　注意欠如多動症（attention-deficit/hyperactivity disorder：ADHD）の基本的特徴は，機能または発達を妨げるほどの，不注意と多動性-衝動性，またはそのいずれかの持続的な様式である（DSM-5）（米国精神医学会, 2014）．DSM-5 の診断的特徴として「不注意」，「多動性」，「衝動性」の 3 つが挙げられている．現在，診断のための生物学的指標はないが，遺伝率の高さからいくつかの遺伝的要因が示唆されている．有病率は小児期では約 5％，成人期では約 2.5％といわれているが，文化的背景の違いによる地域差があることも考慮しなければならない（DSM-5, 2014）．年齢でみた場合，有病率は学齢期（6～12 歳）で 11.4％と最も高く，青年期になると徐々に低くなる傾向を示す（Willcutt, 2012）．

　また，約 30～85％の ASD が ADHD を併発しており，不注意や多動に関連する問題を示すことが報告されている（Taurines ら, 2012；Leitner, 2014）．ADHD の注意や実行機能の問題に関する詳細は後述するが，Taurines ら（2012）のレビューでは，ADHD では抑制コントロールの障害が主であり，ASD では主に認知的柔軟性，プランニング，シフティングに関連する障害が主であることが報告されている．しかし，用いられている実行機能の課題が研究により異なるなど，結果としては一貫していない部分もあり，今後も引き続きの検証が必要とされている．

　その他にも，ADHD 児の約 50％が発達性協調運動症（developmental coordination disorder：DCD）を併発していることが明らかとなっている．DCD に関しては，協調運動に関する項目（p113 参照）で解説する．

文　献

米国精神医学会（2014）．DSM-5 精神疾患の診断・統計マニュアル．日本精神神経学会監修．医学書院．

Leitner Y（2014）. The co-occurrence of autism and attention deficit hyperactivity disorder in children—What do we know? Front Hum Neurosci. 8. 268.

Taurines R, Schwenck C, Westerwald E, et al（2012）. ADHD and autism：differential diagnosis or overlapping traits? A selective review. Atten Defic Hyperact Disord. 4. 115-139.

Willcutt（2012）. The prevalence of DSM-Ⅳ attention-deficit/hyperactivity disorder：a meta-analytic review. Neurotherapeutics. 9. 490-499.

2：脳内ネットワークとは

　機能的磁気共鳴画像法（functional magnetic resonance imaging：fMRI）等の脳機能イメージング研究により，解剖学的に離れた場所にある複数の神経細胞群が時間的に同期して活動することが明らかとなっている（機能的結合性，functional connectivity：FC）．協調（同期）して活動する神経のネットワークは，脳領域間の fMRI 信号の相関から FC を算出し分類される．神経線維の走行など解剖学的な神経回路を含むコネクトーム（connectome）と FC の関連も注目されている．これらの考えの基盤となっているのは，脳の機能を脳領域間のネットワーク（脳内ネットワーク）で捉えることである．近年の研究では，いくつかの脳内ネットワークが ADHD の病態生理学に関与していることが報告されている（Bush，2010）．

　脳内ネットワークは大きく 2 つに分けられ，①外部刺激に対する反応や課題を遂行しているときに活動するもの（on-task）と，②特別な活動を行っていないときや安静休息時に活動しているもの（off-task）がある．②は安静時ネットワーク（resting-state network）と呼ばれ，現在，複数のネットワークが確認されている（小野田ら，2015）．安静時ネットワークとは，安静時にしか活動しないという意味ではなく，課題遂行時のネットワーク（①）の基盤としても機能していると考えられている（苧阪ら，2018；Ito ら，2017）．

　自発性脳活動である安静時ネットワークには，外側前頭前野や頭頂葉が中心となり実行機能に主に関与する実行系ネットワーク（executive control network：ECN）[注釈：文献によって，前頭-頭頂ネットワーク（frontal-parietal network：FPN），ワーキングメモリネットワーク（working memory network：WMN）と記載しているものもある]，実行系ネットワークと共に実行機能に関与する帯状-弁蓋ネットワーク（cingulo-opercular network：CON），視空間的注意に関与する背側注意ネットワーク（dorsal attentional network：DAN），前部島皮質と前部帯状皮質を中心としたセイリエンスネットワーク（salience network：SN），内側前頭前野，後帯状皮質，楔前部，外側頭頂皮質を中心としたデフォルトモードネットワーク（default mode network：DMN）などがあり，ネットワーク間の結合性も検証されている．ECN と CON に関しては，ECN は課題の開始や課題間の調整，CON は課題中の安定したパフォーマンスに必要な構えに働くことが報告されている（Rosario Rueda ら，2015）．これら以外にも安静時ネットワークとして，複数のネットワークが確認されている．

文　献

Bush G（2010）. Attention-Defcit/Hyperactivity disorder and attention networks. Neuropsychopharmacology. 35. 278-300.

Ito T, Kulkarni KR, Schultz DH, et al（2017）. Cognitive task information is transferred between brain regions via resting-state network topology. Nat Commun. 8. 1027.

苧阪直行，越野英哉（2018）．社会脳ネットワーク入門　社会脳と認知脳ネットワークの協調と競合．新曜社．

小野田慶一，山口修平（2015）．安静時 fMRI の臨床応用のための基礎と展望．日老医誌．52. 12-17.

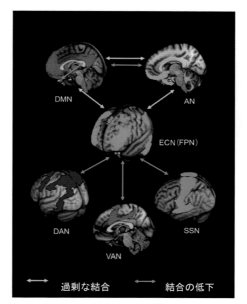

図1　ADHD に関連する安静時ネットワーク
(Gao ら，2019 より一部改変引用)
ECN：実行系ネットワーク（FPN：前頭-頭頂ネット
ワーク），DMN：デフォルトモードネットワーク，
AN：情動ネットワーク，DAN：背側注意ネットワー
ク，VAN：腹側注意ネットワーク，SSN：体性感覚ネッ
トワーク

Rosario Rueda M, Pozuelos JP, et al（2015）. Cognitive Neuroscience of Attention from brain mechanisms to individual differences in efficiency. AIMS Neuroscience. 2. 183-202.

3：注意欠如多動症の脳内ネットワーク

　ADHD の脳内ネットワーク（安静時ネットワーク）に関して，Gao ら（2019）はメタ分析を実施し，安静時ネットワーク間の結合も含め報告している（図1）．本書では，ADHD の脳機能研究で数多く報告されている実行系ネットワーク（ECN）とデフォルトモードネットワーク（DMN）について紹介する．

[1] 実行系ネットワーク（認知-注意ネットワーク）

　実行系ネットワーク（ECN）は，前述したように前頭-頭頂ネットワーク（FPN）と呼ばれることもある。ECN は，外側前頭前野や下部頭頂葉を中心としたネットワークであり，認知的活動に関与することが知られており，他のネットワークの機能的な調整にも重要な役割を担っている（Gao ら，2019）．

　Bush（2011）は，機能的・構造的な脳機能研究のレビューから，ADHD の病態を説明する

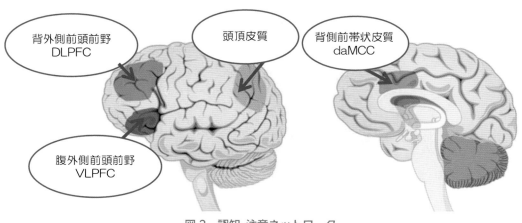

図2　認知-注意ネットワーク

（Bush, 2010 より一部改変引用）

うえで代表的な脳内ネットワークとして，認知-注意ネットワークにかかわる脳領域について報告している．このネットワークには，背側前帯状皮質（dorsal anterior midcingulate cortex：daMCC），背外側前頭前野（dorsolateral prefrontal cortex：DLPFC）や腹外側前頭前野（ventrolateral prefrontal cortex：VLPFC），頭頂皮質が含まれる（図2）．これらの領域は線条体，前運動野，視床，そして小脳と共に注意と認知のパラレル・ネットワークの中核を担っている．

　認知-注意ネットワークは広範な脳領域を含むが，外側前頭前野や頭頂葉が関与するという点を考慮すると，安静時ネットワークにおける ECN も認知-注意ネットワークと関連づけて考えることができる．

① ADHD における認知-注意ネットワーク

　前頭前野は，ADHD の病態が前頭葉損傷患者の病態と類似していたことから，最初に関与が注目された脳部位である．特に，腹外側領域は行動の抑制に関与することから，さまざまな研究で検証がなされてきているが，結果は一貫していない（Bush, 2010）．

　その後，前頭前野の機能は，前頭前野のみでなく，他の脳領域とのネットワークが注目されるようになっている．その中でも，前頭皮質-線条体の機能的結合は前頭皮質-頭頂皮質の機能的結合と共に視覚的ワーキングメモリの課題成績と相関し，線条体の一部である尾状核の活動と共にワーキングメモリの発達においても重要な役割を担っていることが近年の研究で報告されている（Darki ら，2015）．

　背側前帯状皮質は，フィードバックを基盤とした意思決定やモチベーションにおいて重要な役割を担っており，意思決定・報酬系にも関与することが示唆されているが（Bush, 2011），ADHD では，その活動が低くなっていることが報告されている（Dickstein ら，2006）．

［２］ デフォルトモードネットワーク

デフォルトモードネットワーク（DMN）（図１参照）は，代表的な安静時ネットワークの１つである（越野ら，2013）．DMN に関しては，内側前頭前野，後帯状皮質，楔前部，外側頭頂皮質の機能的結合が報告されている（Raichle ら，2001；Raichle，2015）．DMN は，社会的認知や感情の処理，自己に関する精神活動，過去に経験したことの回想など，自己を振り返り今後を考えるといった思考活動に関与している．また，目の前の課題とは関係のない思考（空想など）を行っている状態［マインドワンダリング（mind wandering）］でも，DMN が活動を示すことが報告されている（越野ら，2013）．DMN と実行系ネットワークは，自発的に思考して課題の準備をしているときには共に活動するが，相反的な関係性を示す場合もあり，その切り替えには，セイリエンスネットワークが関与するといわれている（苧阪ら，2018）．

1 ADHD におけるデフォルトモードネットワーク

ADHD では，デフォルトモードネットワーク（DMN）内の機能的結合が減少しているという報告（Fair，2010；Mattfeld ら，2014）と，過剰な機能的結合がみられるという報告がある（Barber ら，2015）．後者の場合には，自己に関する精神活動が優勢となり過ぎることで，認知的制御が必要な課題遂行が妨げられるのではないかと考えられている〔例：早くドッチボールしたいなぁ（自己に関すること）と考えて，目の前の先生の話を聞けない（課題遂行の妨げ）〕．Kucyi ら（2015）は，DMN にはいくつかのサブシステムがあり，ADHD で増加している部分と，減少している部分があるのではないかと述べている．

また，通常，安静時（意識的に何かに集中していない状態）には，集中して課題を遂行するときに活動する脳内ネットワークの活動は減少し，DMN の活動が増加する．しかし，ADHD では，内側前頭前野などの DMN に関連する脳領域と，課題遂行時に主に活動する背外側前頭前野の間に逆の相関がみられないことが報告されている（Mattfeld ら，2014；Hoekzema ら，2014）．Mattfeld ら（2014）は，このような脳内ネットワークの特徴が，実行機能に代表される ADHD の認知機能の問題と関連しているのではないかと推察している．

ADHD 児では，DMN と帯状−弁蓋ネットワーク（CON）との間に過剰な機能的結合がみられる．CON は，主に前島/弁蓋部，背側前帯状皮質，視床から構成されており，課題中の安定したパフォーマンスや持続的注意に関連するといわれており（Sadaghiani ら，2015），DMN と CON 間の相反する関係が弱くなっている場合，注意の制御が不良になるという報告がある（Barber ら，2015）．

また，近年では，小脳と DMN の機能的結合性も報告されており，ADHD ではその異常が示唆されている（Kucyi ら，2015）．

Sonuga-Barke ら（2007）は，default-mode interference hypothesis を提唱している．この仮説に基づくと ADHD 児・者は，DMN の活動を効果的に減弱させ，安静時から課題遂行への

移行を円滑に行うことができないことが示唆されている（大村，2013；Bozhilova ら，2018）．ADHD 児・者ではマインドワンダリングの状態が起こりやすく，そのコントロールが困難であり，課題中の不注意が引き起こされやすいことが示唆されている．さらに，ADHD の傾向が強いほどマインドワンダリングの状態に気づきにくいことも報告されている（Bozhilova ら，2018）．

　ADHD の DMN に関して明らかになっていない点も多いが，安静時にみられる脳活動の異常は，その後に続く行動や外部環境への反応に必要な脳機能の活動低下を引き起こしている可能性が考えられる．

　DMN は，マインドワンダリングとの関係があることが報告されているが，マインドワンダリングの状況に気づき，「今この瞬間」，「あるがままの状況」に注意を向ける mindfulness-based interventions（マインドフルネス・ベースの介入；MBI）が ADHD の成人で取り入れられ，一定の効果があることが報告されている（Poissant ら，2019）．MBI では，主に瞑想に焦点を当てた介入が行われ（マインドフル・ヨガなども含まれる），ADHD の症状緩和や認知課題のパフォーマンス向上が報告されている．

　年長児の中には，自分自身で落ち着く方法として MBI を取り入れていくことで，生活場面での適応が向上する場合もあると考える．マインドフルネスでは，DMN をはじめとした安静時ネットワークに対するアプローチにつながる可能性もあり，活動の前後に取り入れるなど，作業療法での目的的な活動と組み合わせることも有効な場合があるかもしれない．

文　献

Barber AD, Jacobson LA, Wexler JL, et al（2015）. Connectivity supporting attention in children with attention deficit hyperactivity disorder. NeuroImage：Clinical. 7. 68-81.

Bozhilova NS, Michelini G, Kuntsi J, et al（2018）. Mind wandering perspective on attention-deficit/hyperactivity disorder. Neurosci Biobehav Rev. 92. 464-476.

Bush G（2010）. Attention-Defcit/Hyperactivity disorder and attention networks. Neuropsychopharmacology. 35. 278-300.

Bush G（2011）. Cingulate, frontal and parietal cortical dysfunction in attention-deficit/hyperactivity disorder. Biol Psychiatry. 69. 1160-1167.

Darki F, Klingberg T（2015）. The role of fronto-parietal and fronto-striatal networks in the development of working memory：a longitudinal study. Cereb Cortex. 25. 1587-1595.

Dickstein SG, Bannon K, Xavier Castellanos F, et al（2006）. The neural correlates of attention deficit hyperactivity disorder：an ALE meta-analysis. J Child Psychol Psychiatry. 47. 1051-1062.

Fair（2010）. Atypical default network connectivity in youth with attention-deficit/hyperactivity disorder. Biol Psychiatry. 68. 1084-1091.

Gao Y, Shuai D, Bu X, et al（2019）. Impairments of large-scale functional networks in attention-deficit/hyperactivity disorder：a meta-analysis of resting-state functional connectivity. Psychol Med. 49. 2475-2485.

Hoekzema E, Carmona S, Ramos-Quiroga JA, et al（2014）. An independent components and functional connectivity analysis of resting state fMRI data points to neural network dysregulation in adult ADHD. Hum Brain Mapp. 35. 1261-1272.

越野英哉, 苧阪満里子, 苧阪直行（2013）. デフォルトモードネットワークの機能的異質性. 生

理心理学と精神生理学．31．27-40.

Kucyi A, Hova MJ, Biederman J, et al（2015). Disrupted functional connectivity of cerebellar default network areas in attention-deficit/hyperactivity disorder. Hum Brain Mapp. 36. 3373-3386.

Mattfeld AT, Gabrieli JDE, Biederman J, et al（2014). Brain differences between persistent and remitted attention deficit hyperactivity disorder. Brain. 137. 2423-2428.

大村一史（2013). 脳波に基づく Default-mode network から迫る発達障害の神経基盤．山形大学紀要（教育科学). 15. 25-39.

苧阪直行, 越野英哉（2018). 社会脳ネットワーク入門　社会脳と認知脳ネットワークの協調と競合．新曜社.

Poissant H, Mendrek A, Talbot N, et al（2019). Behavioral and Cognitive Impacts of Mindfulness-Based Interventions on Adults with Attention-Deficit Hyperactivity Disorder：A Systematic Review. Behav Neuro. 2019. 5682050.

Raichle ME, MacLeod AM, Snyder AZ, et al（2001). A default mode of brain function. Proc Natl Acad Sci USA. 98. 676-682.

Raichle ME（2015). The brain's default mode network. Annu Rev Neurosci. 38. 433-447.

Sadaghiani S, D'Esposito M（2015). Functional Characterization of the Cingulo-Opercular Network in the Maintenance of Tonic Alertness. Cereb Cortex. 25. 2763-2773.

Sonuga-Barke EJS, Castellanos FX（2007). Spontaneous attentional fluctuations in impaired states and pathological conditions：a neurobiological hypothesis. Neurosci Biobehav Rev. 31. 977-986.

4：triple pathway model とは

　triple pathway model は，Sonuga-Barke ら（2010）によって提唱された ADHD の臨床症状を捉えるためのモデルである（図3). Sonuga-Barke らは，3領域（抑制機能，遅延報酬，時間処理）に関連する課題を3課題ずつ実施し,「抑制機能の障害」,「遅延報酬の回避」,「時間処理の障害」は ADHD の臨床像として独立した因子であること，そして,「時間処理の障害」が最も高い割合でみられることを報告している（Sonuga-Barke ら，2010). 3つの障害領域は重複することは少ないが，ADHD 児の神経心理学的症状を理解するうえで，3つの領域は重要である．本章では，ADHD の病態と関連が強い「注意」と合わせて，各領域について解説する.

［1］注　意

　注意とは本来どのような機能であり，どのような脳機能が関連しているのだろうか.

　注意は，感覚情報のフィルタリングから記憶や思考などの高次認知機能まで幅広い領域に関与している．心理学の分野では，注意を情報処理資源やスポットライトとしてとらえ，説明する場合もある．われわれは，環境の中にあるさまざまな情報の中で，適切な情報にスポットライトを当て，適切な量の情報処理資源を用いることで，円滑に日常生活を送ることができている．注意は,「うまく現在を生きるための『意識の流れ』をコントロールする心の働きである」ともいわれる（苧阪，2013). ADHD 児は，注意を制御することに課題があり，現在を生きる

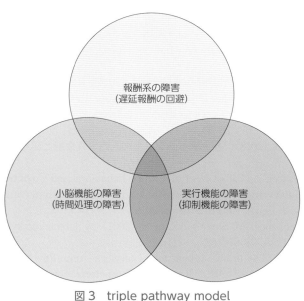

図 3　triple pathway model
(Sonuga-Barke ら，2010 より一部改変引用)

ことに困難さを抱えているともいえるのかもしれない．では，注意を制御するとは，どのようなことなのだろうか．

　注意の制御には，トップダウンの制御とボトムアップの制御があることが知られている．トップダウンの制御とは，個々の目的に沿った自発的・意図的な注意（ゴールダイレクトな注意）の制御であり，ボトムアップの制御は顕著な刺激（突然出現する刺激など）に自動的に注意を向けることである（苧阪，2013）．この 2 つの制御は，異なる脳内ネットワークによって担われていることが明らかとなっている（Corbetta ら，2000；2008）（図 4）．トップダウンの制御は，頭頂間溝と前頭眼野からなる背側注意ネットワーク，ボトムアップの制御に関しては，側頭頭頂接合部と腹側前頭皮質からなる腹側注意ネットワークが活動している（松吉，2013）．トップダウンの制御は，目的的行動に対応しており，先に述べたデフォルトモードネットワーク（DMN）とは負の相関を示す（河原ら，2015）．

　ボトムアップの制御は，新奇な刺激に対して背側注意ネットワークの構えをリセットして注意を再定位するが，特に目的とする行動に関連した対象を検出するときには，背側・腹側の注意ネットワークが共にはたらく（Corbetta ら，2000；2008）（図 5）．ただし，腹側注意ネットワークは，顕著な刺激であっても，行動上関係がなく重要でないと判断される刺激に対しては活動しないともいわれている（Corbetta ら，2008）．

　われわれは，環境からの膨大な情報をトップダウンの制御で適切に処理しながら，外部からの顕著性の高い刺激に迅速に注意を向けることで，日常生活を円滑に過ごしている．そのため，ADHD 児の行動を理解し支援を行ううえでも，トップダウンの制御とボトムアップの制御の両方からの視点が不可欠となる．

　Rosario Rueda ら（2015）は，実験課題をベースに注意を大きく 3 つ［活性化（Activation）・

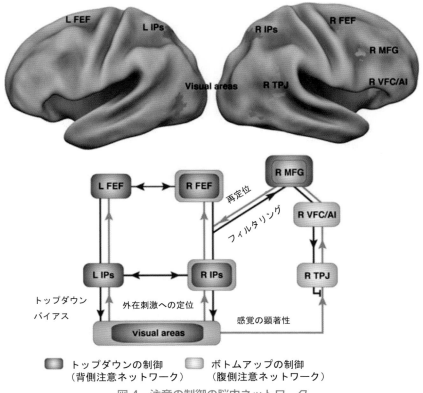

図4　注意の制御の脳内ネットワーク

(Corbetta ら，2008 より一部改変引用)

R：右，L：左，FEF：前頭眼野，IPs：頭頂間溝，MFG：中前頭回，visual areas：視覚野
VFC/AI：腹側前頭皮質/前島皮質，TPJ：側頭頭頂接合部.

選択（Selection）・制御（Control）］に分類している（図6）．この分類からも，われわれが外部の情報を効率的に処理していくうえで，注意が知覚から反応の制御まで非常に広い範囲に関与していることがわかる．本章においても，この３つの分類に沿って代表的な注意の機能を紹介し，ADHD の注意の障害と作業療法の観点について解説する．

⃞1 活性化：持続的注意

　持続的注意（sustained attention）は，「連続あるいは繰り返して一貫した反応を行う能力」である（Sohlberg ら，2001）．Mirsky（1987，1991）は，持続的注意は選択した標的への注意を維持する能力であり，一定時間の覚醒であるとも定義している．長時間にわたって刺激を警戒することをビジランス（vigilance）と呼び，持続（sustain）は，ビジランスと類似の概念である．持続的注意に関する研究ではビジランス課題が用いられることが多い．ビジランス課題は，一定時間継続して提示画面を見続け，そこに不規則に提示される刺激に適切に反応することが要求される監視作業のような課題である．ビジランス課題の成績の低下は，覚醒水準の低下と関連づけて考えられる場合もある（岩崎，2011）．また，このような課題の成績は，情報処理の負荷が高いほど低下することから，注意資源が，時間と共に枯渇することが要因であると

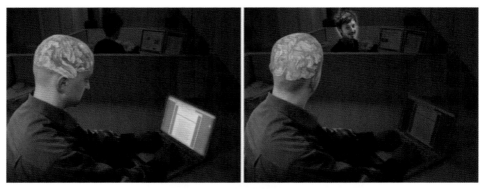

図5　背側・腹側注意ネットワーク

（Corbetta ら，2008 より一部改変引用）

　左の写真では，注意を目的行動の対象（この場合，スクリーン上の文字）に持続的に向けている状況であり，背側の前頭-頭頂領域（黄色・オレンジの部分）が持続的に活動し，腹側領域（青水色の部分）は活動していない．しかし，右の写真のように予期せぬ重要な出来事が起こると，注意をそちらに再定位させ，一時的に活動していなかった腹側領域も背側領域と共に活動する．

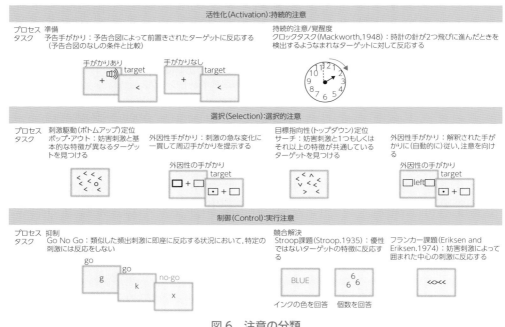

図6　注意の分類

（Rosario Rueda ら，2105 より一部改変引用）

も考えられている（Warm ら，2008）．特に，ワーキングメモリを必要とする課題では，課題成績の低下が著しくなるといわれている（齊藤，2011）．

● ADHD における持続的注意

　持続的注意の障害は，覚醒水準とも関連し，ADHD では持続的注意の低下が指摘されてきたが，近年では定型発達児との差は，それほど大きくないことも報告されている（太田ら，2013）.

一方，覚醒水準に関しては，精神性発汗の計測や脳波を用いた研究から，ADHD 児は覚醒状態が低い，もしくは不安定であることが報告されている（Geissler ら，2014）．そして，ADHD 児が示す多動などの行動は，自ら刺激を求め，覚醒水準を調整しようとする代償的行動である可能性が示唆されてきた．約 30% の ADHD 児が睡眠障害を示すことも報告されており（Yoon ら，2012），ADHD 児の行動を理解していくうえでは覚醒水準は重要な観点の 1 つとなっている．

🔍 作業療法の観点から

持続的注意を注意資源（課題を行うための心的な燃料）と関連づけて考える場合，個々の子どもに応じた資源の活用と補充が日常生活においては重要である．難しすぎる課題の場合には，注意の資源はすぐに枯渇してしまうため，ワーキングメモリなどの認知的負荷を考慮し，課題の難易度を段階づけることが ADHD 児の支援においては重要になる．

一方，簡単すぎる課題では，他のことに注意の資源が用いられやすくなり，結果的にパフォーマンスの低下を引き起こす場合もある．難しすぎず，簡単すぎない活動は，子どもの注意資源を適切に活用でき，最適なパフォーマンスを引き出すことができる．

ADHD 児の支援では，注意資源を補充するための活動を，家庭や学校生活の中に取り入れる場合もある．特に，持続的注意は覚醒水準とも関連するため，適度な覚醒水準を保つための工夫は大切になる．固有受容感覚は自己調整に働くことが多く，覚醒水準が高くなりすぎたり，低くなりすぎたりした際に，固有受容感覚を用いた活動を行うことは，覚醒水準の調整に有効な場合がある．また，1 日の生活を考慮した支援を行ううえでは，活動中の子どもの覚醒水準だけでなく，睡眠・覚醒リズムも把握しておく必要がある．

2 選択：選択的注意

身の回りの多くの情報の中から，「必要な情報に対して注意を向け，不要な情報を無視すること」を，心理学や神経科学の分野では選択的注意（selective attention）と呼んでいる．代表的な現象として，カクテルパーティー効果がある．これは，たくさんの人が話をしているような環境でも，特定の人の話は聞き取ることができる現象のことである．このような不要な情報の排除は，知覚負荷や認知負荷の高さによる影響を受けることが報告されている（Lavie, 2005）．

知覚負荷に関しては，知覚負荷が高い（例：ターゲットを他の刺激の中から探し出して，判断する必要がある）条件は，低い（例：提示されたターゲットを判断するのみ）条件よりも，課題への妨害刺激（干渉を生じる可能性がある刺激）を処理するための注意容量の余剰がなくなるため，妨害刺激は排除されやすくなる．例えば，単純な仕分け作業をしているときよりも，決まった形を見つけるパズルをしているときのほうが，作業に集中しやすく周囲の状況が気にならない．

しかし，認知負荷の高い（情報を保持しながら判断するなど，ワーキングメモリに負荷がか

かった状態）条件になると認知的制御が困難となり，妨害刺激の影響を受けやすくなる（Lavie, 2010）．選択的注意には，前頭葉の働きが関与することが示唆されており，ワーキングメモリの容量によって選択的注意の能力が，個人間で異なることも報告されている（苧阪，2013）．

● ADHD における選択的注意

　選択的注意の障害は，ADHD 研究の早期には注目されてきたものの，近年では ADHD の中核的な問題としては捉えられなくなってきている（太田ら，2013）．ただし，臨床的には選択的注意の障害と関連づけて解釈される行動特性は多い．ADHD の選択的注意の障害は行動レベルで判断されることが多く，このような行動を理解・支援していくためには，関連する脳機能を含めて考えていく必要がある．関連する脳機能として前頭葉の機能（特にワーキングメモリ）が報告されているが，ADHD のワーキングメモリに関しては一貫した見解は得られていない（Craig ら，2016）．ワーキングメモリの課題成績が定型発達児と比較して ADHD 児では低いという研究報告（Kofler ら，2018）に基づくと，ワーキングメモリ容量に関与する前頭葉機能の問題が，ADHD の選択的注意に関連する行動特性を引き起こしている可能性が考えられる．

　さらに，近年の研究では，ADHD 児では，定型発達児や ASD 児に比べて予測性の低い知覚刺激に対して前頭前野の活動が高まりやすい一方で，予測性の高い知覚刺激に対しては前頭前野の活動が減弱する傾向があることも報告されている（Gonzalez-Gadea ら，2015）．

　ADHD の選択的注意の問題を関連する脳機能から捉え，支援していくためには，知覚刺激の種類や課題内容についても詳細に検討していく必要がある．

作業療法の観点から

　ADHD 児は周囲の不要な情報に反応しやすいことから，不要な刺激を減らすなどの環境調整を支援策として考える場合も多い．環境調整が生活で有効なこともあるが，単に刺激量を減らすだけでは一時的な対応となってしまうこともある．また，刺激を減らすことが，自ら刺激を求める行動につながることもある．

　個々の発達を支援するうえでは，知覚負荷や認知負荷を段階づけ，前頭前野の活動が高まりやすい活動が何かを個別に検討する必要がある．作業療法の個別支援においても，環境の刺激量を調整するだけではなく，子どもが焦点を当てやすいように，どのように情報を提示するかが重要である．作業療法士が提示方法を工夫することで，子どもの適応行動を引き出せる場合も多い．特に，ADHD 児は予測性が低く新規性が高い知覚刺激に対して，前頭前野の活動が高まりやすいため，同じ内容であっても情報の見せ方を変えて，新奇の情報のように提示することが治療戦略として有効な場合があると考える．

[3] 制御：実行注意

　近年，覚醒（alerting），定位（orienting），実行注意（executive attention）といった注意に

関わる神経ネットワークの存在が明らかになってきている．実行注意ネットワーク〔実行ネットワークとそれとともに機能する帯状-弁蓋ネットワーク（p90，93参照）〕は，前部帯状回と背部前頭前野が関与し，随意的な注意のコントロールを担い，ワーキングメモリ，反応葛藤などさまざまな認知活動にかかわっている（中川，2014）．認知活動にかかわる注意には，実行注意と類似した概念として，注意資源を適切に分配する「分割的注意（divided attention）」や「注意の切り替え（altarnative attention）」がある．分割的注意では，「有限の注意容量を複数の情報源・課題に対して分配し，どこまで成績を損なわずに分析・課題の実行ができるか（河原ら，2015）」といったことが重要になる．注意の切り替え（注意を向ける対象を変える）には，現在注意を向けているところから「解放」し，新たなところに「シフト」させ，そこに「定位」する，という3つのステップが考えられている（Posnerら，1988）．注意を開放するには頭頂葉，特に側頭頭頂接合部がかかわり，この部位から頭頂間溝に割り込み信号を送っている（河原ら，2015）．これらの注意の高次な機能は，実行機能との関連が非常に強いため，実行機能の項目（p102参照）で，ADHDに関する内容を記述する．

作業療法の観点から

　注意には持続的，選択的などいくつかの分類があり，あらゆる知覚・認知機能に関与していることを説明してきた．ADHDをはじめとする神経発達症の行動上の問題を「注意に問題がある」と言えば，作業療法士として一見子どもの行動を理解し，専門的に説明できたような気になりがちである．では注意を支援するということは，具体的にどのようなことなのであろうか．

　支援を通して変化するのは子どもの行動であり，具体的支援を考えるうえでは，子どもの行動背景をより深く洞察することが大切である．子どもはどのような環境に置かれ，子どもが環境からの情報をどのように受け取り，どのように解釈し，どのように環境にかかわろうとし，その結果どうなったのか，また，本人が行動の結果をどのように捉えているのかを，前述した神経科学から得られる知見を基に考えていくことが重要である．

　また，「注意に問題がある」と判断した行動の背景には，複数の要因が関連している場合も多い．課題の難易度，理解度，興味，さらに課題の遂行能力には協調運動の問題が関連している場合もある．また，神経発達症児の場合，環境からの情報の受け取りに感覚処理の特性が関係している場合も少なくない．不安や緊張といった情動的側面が，注意に影響することもあるだろう．つまり，注意を支援するということは，それ単独を支援するのではなく，人，課題，環境を含む包括的視点からの支援が重要である．

---

［2］実行機能

　実行機能（executive function）は，課題の目標に即して思考と行動を管理統制する汎用的制御メカニズムである（Miyakeら，2000）．実行機能は前頭前野の主要な機能であり，目標達成

のために，意識的に行動を制御する能力である（森口，2012；Fuster, 2002）．Pennington ら（1996）は，実行機能には注意，推論，計画，抑制，セットの転換，干渉コントロール，そしてワーキングメモリが含まれるとし，その後，実行機能に関しては，いくつかの理論モデルが提案されている．作業療法士にとっては Lezak（1982）の概念に基づく実行機能（遂行機能）の考え方が馴染み深いかもしれないが，本章では Miyake ら（2000）のモデルを参考に，ADHD 児の実行機能について考える．

　Miyake ら（2000）の実行機能のモデルは，「抑制（inhibition）」，「シフティング（shifting）」，「アップデーティング（updating）」の 3 要素を重視している．優位な行動や思考の抑制が「抑制」であり（例：ストループ課題），心理的な構えや課題の切り替えが「シフティング」である．そして，ワーキングメモリの情報をモニターし，更新することが「アップデーティング」である．実行機能とワーキングメモリは，相補的な関係性にあり，課題目標を保持するうえでも，ワーキングメモリは重要な役割を果たしている（齊藤ら，2014）．

　しかし，このモデルの 3 要素は，7 歳以降の子どもには当てはまるが，6 歳以前では異なるという見解もあり，幼児期には「抑制」とワーキングメモリが実行機能を構成していると考えられている（森口，2012）．De Luca ら（2008）は，実行機能の発達的変化として，7〜12 カ月頃に「抑制」とワーキングメモリが成熟しはじめ，2 歳頃にさらに「抑制」とワーキングメモリの機能的な進歩がみられる．4，5 歳頃から，これらの機能はより特殊化し，認知的柔軟性の成熟を伴った抑制が可能となる．6，7 歳頃からは，「抑制」とワーキングメモリに加え，認知的柔軟性やプランニングが実行機能として確立されるとしている．

　乳幼児期の実行機能に関しては，環境の変化に対する反応調整（regulatory function：RF）（実行機能の前兆）を指標に用いた研究もある（Bedford ら，2019）．RF は，必要性や新奇性に応じて注意を持続させることや切り替えること，注意が他にそれても再度注意を戻せること，社会的な刺激に注意を向けることなどを含む．Bedford ら（2019）は，生後 14 カ月時の RF の成績が，7 歳時の ASD や ADHD（特に，不注意）の行動特性と関係していることを報告している．

　実行機能は，関連する脳部位が，心の理論（theory of mind）（p30 参照）と類似していることから，ASD 児の社会性の問題と関連づけて議論され，ASD 児または ASD＋ADHD 児との比較研究も報告されている．Berenguer ら（2018）は，実行機能の要素の 1 つである「抑制」の問題は，ADHD 児または ASD＋ADHD 児では，ASD 児よりも重度であることを報告している．

1 ADHD における実行機能

　ADHD 児の実行機能に関する代表的なモデルとして，Barkley（1997）が提唱したモデルは，研究論文の中でも数多く引用されている（図 7）．このモデルでは，行動抑制（behavioral inhibition）が，ADHD 児の実行機能における中核的障害とされており，前頭葉機能の問題が指摘されている．ADHD の前頭葉に関する fMRI 研究では一貫した結果は得られていないが，多くの研究が ADHD 群で実行機能課題の遂行時の前頭葉の活動増加を報告しており，効率的に実

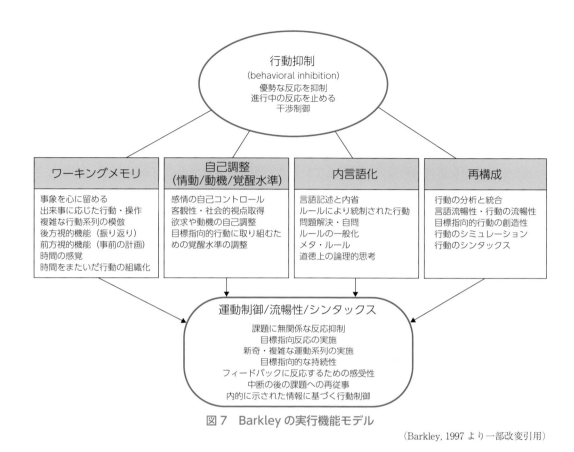

図7　Barkley の実行機能モデル

（Barkley, 1997 より一部改変引用）

行機能課題を遂行できないために定型群よりも過剰に前頭葉が活動していることが示唆されている（Munro ら，2018）．また，ADHD 児では，前頭前野の発達に遅延がみられ（Friedman ら，2015），ASD 児や定型発達児と比べ，反応抑制が困難であり，「やってはいけないことをする」もしくは「すべきことをしない」といったエラーが多いことが報告されている（Craig ら，2016；森口，2012）．

　一方，前頭-線条体，頭頂-線条体のネットワーク，そして前頭-頭頂ネットワークに関しては，ADHD 群で脳活動の低下が報告されている．近年では，ADHD の実行機能の神経基盤を前頭葉のみの活動異常として捉えるのではなく，ネットワークの問題として解釈することが多くなっている（van Rooij ら，2015；Munro ら，2018）．

　現在，実行機能に関する課題にはさまざまなものがあるが，ADHD 研究で用いられている課題の多くは抑制に関連するものである．代表的な課題として「ストップシグナル課題（画面上の 'go' の視覚刺激に対して反応ボタンを押し，時々提示される聴覚刺激 'stop' で，'go' の視覚刺激が出てもボタンを押す反応を抑制する）」，「Go/No-Go タスク（緑・赤の２色のランプとボタンがあり，緑ではボタンを押すが赤では押さないことで反応を抑制する）」，「修正ストループタスク（成人の課題として代表的なストループタスクでは，色名と異なるインクで印刷された色名単語（例：赤い色で書かれた緑という文字）を刺激として用い，文字などの干渉刺激

を抑制する．修正版では子ども用に文字以外のものを使用し，月や太陽の絵が描かれた Day/Night 課題や動物のサイズを回答する課題がある）」がある（Sonuga-Barke ら，2010）．

　ADHD 児の実行機能の障害に関しては，まず「抑制」について考える必要がある．森口（2012）は，「抑制機能とは，さまざまな刺激が存在する外界において，自分の思考や行動を抑制し，その状況に即した行動を選択することであり，その結果として自らが得られる報酬を最大にすることである」と述べている．成人の ADHD 者を対象とした研究では，右の前頭前野の灰白質の減少が，運動反応抑制の問題と関連していることが報告されている（Depue ら，2010）．さらに，Yasumura ら（2014）は，逆ストループタスク（書かれている文字の色ではなく，文字の意味に対して，正しい色を選択する）において，定型発達児よりも ADHD 児で不適切反応が多く，正確性が低いことを明らかにし，逆ストループタスク中の右外側前頭前野の活動低下と ADHD の重症度に関連があることを報告している．外側前頭前野は前帯状皮質と共に，認知的な制御に関与していることが知られており（Matsumoto ら，2004），Yasumura ら（2014）の研究結果からは，色といった低次の知覚処理が，ADHD 児では文字の処理に比べ優位になりやすい可能性が示唆されている．

　また，ワーキングメモリの問題は，ADHD の行動特性と関連することが報告されているが，ADHD におけるワーキングメモリの問題については，現在一貫した見解は得られてはいない．Massat ら（2012）は，N-back 課題（この研究では，2 つ前にディスプレイに表示された数字と同じ数字が表示されればボタンを押す課題）中の脳活動を計測し，ADHD 児ではパフォーマンスの低下はみられなかったものの，ワーキングメモリに関連した小脳を含む広範な皮質-皮質下のネットワークの脳活動が減少していることを報告している．

　ADHD の実行機能に関しては，実行機能の問題を示さない ADHD 児・者も多いともいわれており，Sonuga-Barke ら（2010）は，前述した triple pathway model を提唱している．そのため，「実行機能」に加え，「遅延報酬」や「時間処理」といった内容も含め ADHD 児・者の臨床像を考えていく必要があると考える．

作業療法の観点から

　実行機能も注意と同様に概念が非常に複雑である．そのため，実行機能の何に焦点を当てるべきかを，個別性を重視して検討する必要がある．ADHD 児では，抑制の問題が実行機能に対する支援の中核となることが多いため，抑制機能の発達や運動制御との関連を考慮し，支援を展開することが有効となる場合がある．

　Dillon ら（2007）は，抑制を「運動反応抑制（運動抑制）」，「認知的抑制」，「情動抑制」の 3 つに分け説明している．「認知的抑制」は，広範な脳の部位が関与しているが，中でも右の腹外側前頭前野（VLPFC）は「運動反応抑制」においても関与しており，VLPFC の発達は認知的制御と運動反応制御の両方と関連することが報告されている．また，運動抑制には，皮質（下前頭回，前補足運動野）に加え皮質下（大脳基底核）の機能も関与し，右半球の脳活動が主要な役割を担っているとされる．近年では，小脳の関与も新たに注目をされており（Picazio ら，

2015)．定型発達者を対象とした研究では，ストップシグナル課題を行っている際に，小脳の活動が増加することが確認されている（Munro ら，2018）．小脳は運動学習や運動コントロールにおいて重要な役割を担っているとともに，高次の認知機能にも関連している．前頭前野や小脳を含む抑制の機能は 10 歳以降も発達することが報告されており，運動抑制の発達は，前頭前野と大脳基底核や小脳とのネットワーク（前頭-線条体-視床ネットワーク，前頭-小脳ネットワーク）の成熟を反映しているといわれている（Rubia ら，2007）．

　以上の点から，作業療法の中で運動抑制を支援することは，認知的抑制を含む抑制機能全般の脳機能の発達を支援することにつながる可能性がある．運動抑制は認知的抑制に比べ，課題遂行に関連する脳部位が限定されている．そのため，「①運動の開始→停止」，「②運動の持続」，「③運動の切り換え」といった複数の段階を子どもの状態に応じて適応させ，①～③それぞれに関しても，詳細な段階づけ（時間的要素・空間的要素・関与する身体部位・かかわる対象　など）を行うことが可能である．日常生活場面で行動を支援する際には，行動の停止よりも行動の解発（開始）が発達的に容易であるため（Luria, 1961；1973），子どもが次の活動を解発できるようにすることで，今の活動をやめることができる場合も多い．

［3］意思決定・報酬系（遅延報酬）

　報酬予測に基づく意思決定には，皮質下領域として主に大脳基底核，中脳ドーパミン領域（黒質緻密部・腹側被蓋部），扁桃体が関与する（中原，2014）．ドーパミンニューロンは，報酬予測誤差（予測した報酬と実際の報酬の違い）を表現し，強化学習の観点でも重要な役割を担っている．また，報酬予測において重要な役割を果たしている大脳基底核の線条体は，中脳ドーパミンニューロンから投射を受けている．この中脳ドーパミンニューロンと大脳基底核によって構成される神経回路は，報酬予測に基づく習慣的で安定した意思決定を可能にしている．一方，前頭前野を中心とした大脳皮質内の神経回路は，情報の蓄積をもとに行動を計画し，状況に応じた柔軟な意思決定を可能にしている（Daw ら，2005；坂上，2014；鮫島ら，2014）．つまり，2 つの神経回路が適切に機能することにより，目の前の報酬に基づく行動選択に加え，状況に応じた長期的な意思決定が可能となる．

　近年，意思決定や報酬系の脳活動に関する研究を行ううえで，経済学の枠組みを利用した神経経済学（neuroeconomics）と呼ばれる分野が注目されている．報酬には，食べ物のような一次的報酬と金銭や社会的賞賛のような二次的報酬があるが，この分野では後者の報酬に着目した研究がなされている．報酬に対する喜びなど主観的な価値づけは，時間と共に変化することが知られており，それを「時間割引」という（大竹ら，2012）．割引関数は，割引かれた価値がどのように減衰するかを決定しており，双曲割引（時間割引率を関数で表した場合，双曲線になる）などによって表される（図8）．例えば，1 週間後におこづかい 500 円をもらうより，今もらうほうがよいと感じるのは，時間経過に伴い，もらう 500 円の価値が下がるからだと考え

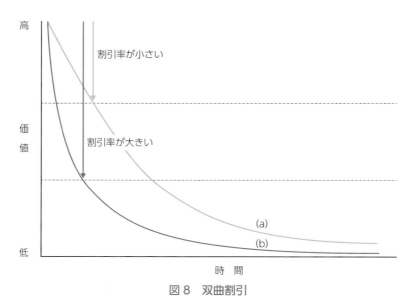

図 8　双曲割引

（a）の場合より，（b）の場合には時間割引率が大きいので，目先のことを重視した行動を
取りやすくなる．

（大竹ら，2012 より一部改変引用）

ることができる．1 週間後なら，半額の 250 円でも今もらったほうがよいと思う子どももいる
だろう．

　「時間割引率」は，遅延報酬の選好を説明しており，時間割引率が大きい場合には，目先のこ
とを重視した行動をとりやすくなり，割引率が小さい場合には将来の利得を考えた行動をとり
やすくなる．

　衝動性に該当する行動特性を考える場合にも，実行機能に含まれる「抑制」のように運動制
御が強く関連する衝動性と，認知的衝動性（将来得られる大きい報酬よりも，すぐに得られる
小さい報酬の選択を頻回に行う傾向）の 2 つがあることが知られている（田中ら，2015）．「時
間割引率」が関連するのは後者の認知的衝動性であり，大脳基底核の線条体が関与している．
この線条体では，時間割引率の設定に関する計算が行われている可能性が報告されている
（Tanaka ら，2007）．Tanaka ら（2007）の研究では，背側線条体は主に割引率が小さい計算
（長期的意思決定）に関与し，腹側線条体（側坐核）は主に割引率が大きい計算（目先の利得を
重視した意思決定）に関与していることが明らかとなっている．背側線条体は，前頭前野と回
路を形成していることからも，長期的な意思決定において重要な役割を担っている可能性があ
る．一方，腹側線条体は辺縁系と関連が深く，情動や動機づけに基づく意思決定に強く関連し
ていることが示唆されている．

　報酬系の活動と学習の関連に関しても，背側と腹側の線条体は異なる役割を担っている．側
坐核を含む腹側線条体は反射的な無条件反応を引き起こす古典的条件づけ学習，背側線条体は
行動の強化にかかわるオペラント条件づけ学習に関与している．さらに，背側線条体の中でも
内側部は目的指向型学習，外側部は習慣形成学習にかかわっているといわれている（設楽，

2014)．

1 ADHD における意思決定・報酬系

　ADHD でみられる報酬系の障害に関しては，報酬の遅延に耐えられずに衝動的に代替の報酬を選択する（衝動性），報酬を得るまでの主観的な時間を短縮させるために注意を他に逸らす，気を紛らわすための代償行動を行う（多動・不注意）といったことが述べられている（岡田，2012；Sonuga-Barke，2003）．

　ADHD の成人では，中脳と大脳基底核におけるドーパミン受容体とドーパミントランスポーター結合が低下しており，その低下は不注意の傾向と関連することが報告されている（Volkow ら，2009）．また，線条体のドーパミン活性は ADHD 者でより低いことが認められており，メチルフェニデート塩酸塩製剤（薬剤名：コンサータ®）が側坐核のドーパミントランスポーターに作用することで，報酬系の機能が改善される事例が知られている（Shiels ら，2009；岡田，2015）．

　Sonuga-Barke ら（2012）は，ADHD におけるドーパミン系の問題は，報酬予測のきっかけとなる情報に対する反応減少や，報酬予測誤差信号や遅延報酬の信号伝達の障害を引き起こしている可能性があり，予測と結果の関連を学習することが妨げられると考えている．通常，予期せぬ報酬は，ドーパミンの一過性の放出（phasic 相）を高める．ADHD では，この phasic 相には問題はないが，安静時の持続的なドーパミンの放出（tonic 相）に問題があり，ドーパミンの制御が適切に機能していないともいわれている（岡田，2008）．

✋ 作業療法の観点から

　報酬は，生命の維持や繁殖に関連する生理的報酬から，音楽を楽しむことや人とかかわることなどの内発的報酬と呼ばれるものまで多様である（渡邊，2014）．脳の活動部位としては，類似しているともいわれているが，支援を考えるうえで外発的動機づけ（extrinsic motivation）と内発的動機づけ（intrinsic motivation）の概念を分けて考えることは重要である．外発的動機づけは，生理的報酬を含み，お金や承認など外的報酬に基づく動機づけのことである（罰を避けることも含まれる）．一方，内発的動機づけは，活動そのもの以外に報酬はなく，外的報酬を伴わない動機づけのことである．内発的動機づけは，環境の中で能動的に行動したり，学習したりする存在としての人間について考えるうえで重要であると考えられている（瀧沢，2012）．

　外的報酬が内発的動機づけを低下させるアンダーマイニング効果（Deci, 1971）がある．これは，自発的に行っていた行動（内発的に動機づけられた行動）に外的報酬を与えることで，外的報酬がなくなった場合に動機づけが低下するという現象である．脳の活動においても，アンダーマイニング効果による線条体の活動減衰が示されている（Murayama ら，2010）．アンダーマイニング効果は，作業療法士が無意識で提供する外的報酬（賞賛など）が，本来であれば報酬がなくても楽しめる活動に対する内発的動機づけを低下させる可能性を示している．作業療法士は，常に子どもの内発的動機づけと関連する外的報酬の影響を考え，それを意図的に用いる必要がある．外発的動機づけは，一過性に報酬系の活動を高めることはできるが，ADHD 児

においては持続的で安定した報酬系の活動，すなわち内発的動機づけに基づく活動を支援することが重要である．

内発的動機づけには，新奇な刺激を求める「好機動機づけ」，自ら環境に働きかけて探索したいといった「操作（活動性）動機づけ」，認知的な活動を楽しむ「認知動機づけ」，そして，感覚的刺激やその変化を求める「感性動機づけ」が含まれる（外山，2011）．「好機動機づけ」や「感性動機づけ」は，活動の導入時において一過性に報酬系の活動を高めるうえでは有効であると考えるが，ADHD児の支援を考えるうえでは，より報酬系の持続的活動を促していくことが重要である．そのため，「操作（活動性）動機づけ」や「認知動機づけ」が高まる活動を提供することが望ましい．これらの動機づけは，子どもの有能感や達成感とも関連するため，作業療法では適切なレベルの目標を子どもが達成できるように，柔軟に目標を設定することが求められる．

ADHD児においては目標を達成できなかった場合，容易にその活動における内発的動機づけは低下する．パフォーマンスやその結果への価値づけを子どもに応じて変化させることで，より細かな段階づけを行い，子どもが活動に対する内発的動機づけを持続できるようにすることが重要となる．時には，子ども自身は意図していなかったパフォーマンスや結果に対して，作業療法士が肯定的なフィードバックを行うことで，子どもが自ら有能感や価値に気づけるようなかかわりをすることが有効な場合もある（「何をしたか」という結果よりも「どんなふうにやっていたのか」といったプロセスに着目すると，結果以外の過程を楽しむこともできる）．この場合も，きっかけや環境を提供するのは作業療法士であるが，子どもが自分で新たな目標を発見したと感じ，自ら行為を行っていると感じられなければならない．

自己決定理論（self-determination theory；Deciら，1985）では，内発的な動機づけをベースに「有能さへの欲求」，「自律性への欲求」，「関係性への欲求」の3つを重要な柱としている（瀧沢，2012）．作業療法においても，子どもが活動の中で，有能感を感じ，自分の意志で行っていると感じ，そして，作業療法士を含むその場の人との関係性の中で安心感を得られているのかを，十分に検討することが大切である．

［4］時間処理

時間処理（タイミング）の機能は，衝動性や遅延を嫌うこと，行動の帰結を考慮しない傾向と関連性が示唆されており，脳領域としては，下前頭前野，背外側前頭前野（運動-知覚の時間的中央処理機能），小脳（時間的予測），頭頂葉（時間的情報への注意），そして大脳基底核（internal clock）の関与が報告されている（Hartら，2012）．タイミングの時間的間隔が短いものは，認知的制御は関連せず，主に小脳系のメカニズムが機能するが，時間的間隔が長いものに関しては，注意やワーキングメモリなど認知的制御の関連がより強くなる．脳イメージング研究の実験課題の中で用いられる時間処理課題には，タッピング課題（finger tapping），母指

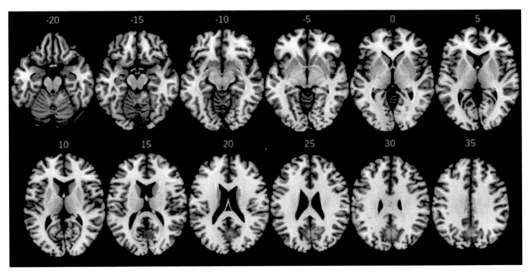

図 9　ADHD の時間処理に関する fMRI 研究

（Hart ら，2012 より一部改変引用）

赤色とオレンジ色は定型発達と比較し有意に活動が減少していた部分，青色は有意に活動が増加していた部分.

対立課題，視覚運動遅延課題，時間推定課題などがある．時間的洞察に関連する課題もあるが，これは前項の「時間割引率」に関連した意思決定課題が用いられていることが多い.

1 ADHD における時間処理

　時間処理障害は，前述した triple pathway model（Sonuga-Barke ら，2010）においても，ADHD 児において高頻度に認められている．ADHD 児・者は，タイミングの機能に問題があり，運動のタイミング，時間の推定，時間的な洞察に困難さがあることが報告されている（Hart ら，2012；Noreika ら，2013）．Hart ら（2012）が行った fMRI 研究のメタ分析の結果では，右小脳虫部，左下前頭前野，左島皮質，左下頭頂葉の活動が ADHD 群では有意に減少し，一方で，両側楔前部，後部帯状皮質の活動が増加していた（図9）．この左半球ネットワークの活動低下は，タイミング機能の問題と関連しており，両側の楔前部，後部帯状皮質の活動増加は，前述した ADHD 児の DMN の障害を反映していることが示唆されている.

　また，Noreika ら（2013）は，タイミングの機能障害に関して，ADHD 児・者では，下前頭前野–線条体–小脳ネットワークと前頭–頭頂ネットワークの機能異常が関連することを報告している．ADHD にみられる時間知覚や時間処理の問題は，課題を正確にこなすうえでの時間の推定や計画性（プランニング）といった実行機能との関連性からも注目されるようになってきている（Ptacek ら，2019）.

👆 作業療法の観点から

　時間処理の障害に関しては，次に述べる協調運動との関連も強いため，協調運動の項目（p113 参照）で，作業療法の観点に関して詳細を記述する.

　　Nazari ら（2018）が行った研究では，情動的な刺激（否定的，肯定的，中立に分類される視覚刺激）を用いることで ADHD 児のほうが定型発達児よりも，時間識別（知覚）（この研究では，左右の視覚刺激のうち長く提示されたほうを回答する課題を実施）のパフォーマンスに向上がみられたことを報告している．このような課題においては，注意やワーキングメモリを含む時間以外の情報処理が影響していることが示唆されているが，ADHD では情報の内容によって時間識別のパフォーマンスが変化しやすい可能性がある．そのため，作業療法においても活動中の刺激内容を工夫することや生活の中の刺激を検討することによって，ADHD 児の課題のパフォーマンスをより向上させることにつながる可能性があると考える．その際，作業療法士自身も子どもにとっての刺激の１つであることを踏まえてかかわることが重要である．

文　献

Barkley RA（1997）. Behavior inhibition, sustained attention, and executive functions : constructing a unifying theory of ADHD. Psychol Bull. 121. 65-94.

Bedford R, Gliga T, Hendry A, et al（2019）. Infant regulatory function acts as a protective factor for later traits of autism spectrum disorder and attention deficit/hyperactivity disorder but not callous unemotional traits. J Neurodev Disord. 11. 14

Berenguer C, Roselló B, Colomer C, et al（2018）. Children with autism and attention deficit hyperactivity disorder. Relationships between symptoms and executive function, theory of mind, and behavioral problems. Res Dev Disabil. 83. 260-269.

Corbetta M, Kincade JM, Ollinger JM, et al（2000）. Voluntary orienting is dissociated from target detection in human posterior parietal cortex. Nat Neurosci. 3. 292-297.

Corbetta M, Patel G, Shulman GL（2008）. The reorienting system of the human brain : from environment to theory of mind. Neuron. 58. 306-324.

Craig F, Margari F, Legrottaglie AR, et al（2016）. A review of executive function deficits in autism spectrum disorder and attention-deficit/hyperactivity disorder. Neuropsychiatr Dis Treat. 12. 1191-1202.

Daw ND, Niv Y, Dayan P（2005）. Uncertainty-based competition between prefrontal and dorsolateral striatal systems for behavioral control. Nat Neurosci. 8. 1704-1711.

De Luca C, Leventer R（2008）. Developmental trajectories of executive functions across the lifespan. In Anderson V, Jacobs R, Anderson P（Eds.）. Executive Function and the Frontal Lobes : A Lifespan Perspective. pp23-56. Psychology Press, UK.

Deci EL（1971）: Effects of externally mediated rewards on intrinsic motivation. J Pers Soc Psychol. 18. 105-115.

Deci EL, Ryan RM（1985）. Intrinsic motivation and self-determination in human behavior. Springer. Berlin.

Depue BE, Burgess GC, Bidwell LC, et al（2010）. Behavioral performance predicts grey matter reductions in the right inferior frontal gyrus in young adults with combined type ADHD. Psychiatry Res. 182. 231-237.

Dillon DG, Pizzagalli DA（2007）. Inhibition of action, thought, and emotion : A selective neurobiological review. Appl Prev Psychol. 12. 99-114.

Friedman LA, Rapoport JL（2015）. Brain development in ADHD. Curr Opin Neurobiol. 30. 106-111.

Fuster JM（2002）. Frontal lobe and cognitive development. J Neurocytol. 31. 373-385.

Geissler J, Romanos M, Hegerl U, et al（2014）. Hyperactivity and sensation seeking as autoregulatory attempts to stabilize brain arousal in ADHD and mania? Atten Defic Hyperact Disord. 6. 159-173.

Gonzalez-Gadea ML, Chennu S, Bekinschtein TA, et al （2015）. Predictive coding in autism spectrum disorder and attention deficit hyperactivity disorder. J Neurophysiol. 114. 2625-2636.

Hart H, Rodua J, Mataix-Cols D, et al（2012）. Meta-analysis of fMRI studies of timing in attention-deficit hyperactivity disorder （ADHD）. Neurosci Biobehav Rev. 36. 2248-2256.

岩崎洋一（2011）. 注意の理論とその歴史. 日本認知心理学会監修. 現代の認知心理学 4　注意と安全. pp2-35. 北大路書房.

河原純一郎, 横澤一彦（2015）. シリーズ統合的認知 1　注意　選択と統合. 勁草書房.

Kofler MJ, Sarver DE, Harmon SL, et al（2018）. Working memory and organization skills problems in ADHD. J Child Psychol Psychiatry. 59. 57-67.

Lavie N（2005）. Distracted and confused? : selective attention under load. Trends Cogn Sci. 9. 75-82.

Lavie N （2010）. Attention, Distraction, and Cognitive Control Under Load. Curr Dir Psychol Sci. 19. 143-148.

Lezak MD （1982）. The problem of assessing executive functions. Int J Psychol. 17. 281-297.

Luria AR （1961）. The role of speech in the regulation of normal and abnormal behavior. Pergamon Press, UK.

Luria AR （1973）. The working brain. Penguin Books.

Massat I, Slama H, Kavec M, et al （2012）. Working memory-related functional brain patterns in never medicated children with ADHD. PLoS One. 7. e49392.

Matsumoto K, Tanaka K （2004）. Coflict and cognitive control. Science. 303. 969-970.

松吉大輔（2013）. 複数の注意と意識. 脳. 苧坂直行編. 社会脳シリーズ 3 注意をコントロールする脳　神経注意学からみた情報の選択と統合. pp121-147. 新曜社.

Mirsky AF （1987）. Behavioral and psychophysiological markers of disordered attention. Environ Health Perspect. 74. 191-199.

Mirsky AF, Anthony BJ, Duncan CC, et al （1991）. Analysis of the elements of attention : a neuropsychological approach. Neuropsychol Rev 2. 109-145.

Miyake A, Friedman NP, Emerson MJ, et al（2000）. The unity and diversity of executive functions and their contributions to complex "Frontal Lobe" tasks : a latent variable analysis. Cogn Psychol. 41. 49-100.

森口佑介 （2012）. わたしを律するわたし　子どもの抑制機能の発達. 京都大学学術出版会.

Munro BA, Weyandt LL, Hall LE, et al （2018）. Physiological substrates of executive functioning : a systematic review of the literature. Atten Defic Hyperact Disord. 10.1-20.

Murayama K, Matsumoto M, Izuma K, et al （2010）. Neural basis of the undermining effect of monetary reward on intrinsic motivation. Proc Natl Acad Sci USA. 107. 20911-20916.

中川敦子（2014）. 第 7 章　潜在敵知覚. 綾部早穂, 熊田孝恒編. ライブラリ　スタンダード心理学 2　スタンダード　感覚知覚心理学. サイエンス社.

中原裕之（2014）. 脳の計算理論―強化学習と価値に基づく意思決定. Clin Neurosci. 32. 20-24.

Nazari MA, Mirloo MM, Rezaei M, et al（2018）. Emotional stimuli facilitate time perception in children with attention-deficit/hyperactivity disorder. J Neuropsychol. 12. 165-175.

Noreika V, Falter CM, Rubia K, et al（2013）. Timing deficits in attention-deficit/hyperactivity disorder （ADHD）: evidence from neurocognitive and neuroimaging studies. Neuropsychologia. 51. 235-266.

岡田　俊（2008）. AD/HD の神経生物学的基盤と薬物療法のターゲット. 臨床精神薬理. 11. 597-608.

岡田　俊（2012）. 発達神経心理学のトピックス 2　ADHD と脳. Brain Med. 24. 317-321.

岡田　俊（2015）．成人期 ADHD の診断と治療（解説）．分子精神医学．15．159-165.

太田豊作，岸本年史（2013）．注意欠如・多動性障害における認知機能障害．臨床精神医学．42．1497-1503.

大竹文雄，田中沙織，佐倉　統（2012）．脳の中の経済学．ディスカヴァー・トゥエンティワン．

苧阪直行（2013）．注意の時間窓．苧阪直行編．社会脳シリーズ 3 注意をコントロールする脳　神経注意学からみた情報の選択と統合．pp1-12．新曜社．

Pennington BF, Ozonoff S（1996）. Executive functions and developmental psychopathology. J Child Psychol Psychiatry. 37. 51-87.

Picazio S, Koch G（2015）. Is motor inhibition mediated by cerebello-cortical interactions? Cerebellum. 14. 47-49.

Posner MI, Petersen SE, Fox PT, et al（1988）. Localization of cognitive operations in human brain. Science. 240. 1627-1631.

Ptacek R, Weissenberger S, Braaten E, et al（2019）. Clinical implications of the Perception of Time in Attention Deficit Hyperactivity Disorder（ADHD）：A Review. Med Sci Monit. 25. 3918-3924.

Rosario Rueda M, Pozuelos JP, Cómbita LM（2015）. Cognitive Neuroscience of Attention from brain mechanisms to individual differences in efficiency. AIMS Neuroscience. 2. 183-202.

Rubia K, Smith AB, Taylor E, et al（2007）. Linear age-correlated functional development of right inferior fronto-striato-cerebellar networks during response inhibition and anterior cingulate during error-related processes. Hum Brain Mapp. 28. 1163-1177.

齊藤　智（2011）．注意とワーキングメモリ．日本認知心理学会監修．現代の認知心理学 4　注意と安全．pp61-84．北大路書房

齊藤　智，三宅　昌（2014）．第Ⅰ部 理論・アセスメント編　第 2 章 実行機能の概念と最近の研究動向．湯澤正通，湯澤美紀編著．ワーキングメモリと教育．pp27-45．北大路書房．

坂上雅道（2014）．価値の生成とその神経機構．苧阪直行編．報酬を期待する脳：ニューロエコノミクスの新展開．新曜社．

鮫島和行，銅谷賢治（2014）．強化学習と大脳基底核．バイオメカニズム学会誌．25．167-171.

設楽宗孝（2014）．動機付け，報酬期待と腹側線条体（側坐核）．Clin Neurosci. 32. 40-43.

Shiels K, Hawk LW, Reynolds B, et al（2009）. Effects of methylphenidate on discounting of delayed rewards in attention deficit/hyperactivity disorder. Exp Clin Psychopharmacol. 17. 291-301.

Sohlberg MM, Mateer CA（2001）. Improving attention and managing attentional problems. Adapting rehabilitation techniques to adults with ADD. Ann NY Acad Sci. 931. 359-375.

Sonuga-Barke EJS（2003）. The dual pathway model of AD/HD：an elaboration of neuro-developmental characteristics. Neurosci Biobehav Rev. 27. 593-604.

Sonuga-Barke E, Bitsakou P, Thompson M（2010）. Beyond the dual pathway model：evidence for the dissociation of timing, inhibitory, and delay-related impairments in attention-deficit/hyperactivity disorder. J Am Acad Child Adolesc Psychiatry. 49. 345-355.

Sonuga-Barke EJS, Fairchild G（2012）. Neuroeconomics of attention-deficit/hyperactivity disorder：differential influences of medial, dorsal, and ventral prefrontal brain networks on suboptimal decision making? Biol Psychiatry. 72. 126-133.

瀧沢絵里（2012）．自己決定理論．上淵　寿編．キーワード動機づけ心理学．pp55-82．金子書房．

田中沙織，酒井雄希，成本　迅（2015）．【計算神経科学と精神医学】衝動性と強迫性：計算論的アプローチによる疾患研究．分子精神医学．15．15-22.

Tanaka SC, Schweighofer N, Asahi S, et al（2007）. Serotonin differentially regulates short- and long-term prediction of rewards in the ventral and dorsal striatum. PLoS One. 2. e1333.

外山美樹（2011）．行動を起こし，持続する力　モチベーションの心理学．新曜社．

van Rooij D, Hoekstra PJ, Mennes M, et al（2015）. Distinguishing adolescents with ADHD from their unaffected siblings and healthy comparison subjects by neural activation patterns during response inhibition. Am J Psychiatry. 172. 674-683.

Volkow ND, Wang GJ, Kollins SH, et al（2009）. Evaluating dopamine reward pathway in ADHD：clinical implications. JAMA. 302. 1084-1091.

Warm JS, Parasuraman R, Matthews G（2008）. Vigilance requires hard mental work and is stressful. Hum Factors. 50. 433-441.

渡邊正孝（2014）. 報酬と快―生理学的報酬と内発的報酬. 苧阪直行編. 社会脳シリーズ5 報酬を期待する脳 ニューロエコノミクスの新展開. pp59-84. 新曜社.

Yasumura A, Kokubo N, Yamamoto H, et al（2014）. Neurobehavioral and hemodynamic evaluation of Stroop and reverse Stroop interference in children with attention-deficit/hyperactivity disorder. Brain Dev. 36. 97-106.

Yoon SYR, Jain U, Shapiro C（2012）. Sleep in attention-deficit/hyperactivity disorder in children and adults：past, present, and future. Sleep Med Rev. 16. 371-388.

5：協調運動の障害とは

　協調運動の障害とは，生活年齢で期待される運動技能に関して，不器用さや運動の遂行の遅さ・不正確さを示す状態であり，家庭生活や学校生活を送るうえで必要な活動に影響を及ぼす．具体的には，ハサミや箸の操作や書字などの微細運動，自転車に乗ることや球技をすることなどの粗大運動などにおいて困難さがみられることが多い．協調運動の障害に関しては，発達性協調運動症と診断される場合があり，日常生活や社会生活における活動と参加に対する支援が必要となる．

［1］発達性協調運動症/発達性協調運動障害

　発達性協調運動症（developmental coordination disorder：DCD）の診断は，病歴（発達的，医学的），身体検査，学校または職場からの報告，および心理測定的に妥当性があり文化的に適切で標準化された検査を用いてなされた個別的評価を臨床的に総合判断することによって行われる（DSM-5）．通常，標準化された検査で15パーセンタイル以下を示し，5〜15パーセンタイルの場合にはDCD疑いとされることが多い（Probable DCD）．運動技能獲得における個人差が大きい5歳前で診断されることは少なく，学齢期に問題が顕在化する場合が多い．5〜11歳の子どもにおけるDCDの有病率は5〜6％であり，男性は女性よりも有病率が高い（男：女＝2：1〜7：1）（DSM-5）．

　DCDはADHDと併存することが最も多く（併存率は約50％）（Magalhãesら，2006；Goulardinsら，2015；Kaiserら，2015），ADHDとDCDの両特性をあわせもった臨床像を示す場合には，DAMP（deficits in attention, motor control and perception）と診断されることがある（Gillberg, 2003）．DAMPは，1970年代にスカンジナビアで行われた研究を基にして生まれた症候群の概念である．

［2］注意欠如多動症における協調運動

　ADHD児は同年齢の子どもよりも低い運動スキルを示し，姿勢バランスを含めた粗大運動や微細運動に問題が認められている（Kaiserら，2015）．具体的な特徴としては，ADHD児は，

単純な反応課題においては定型発達児と変わらない反応時間を示すが，複雑な反応課題（母指対立等の複雑な系列動作，判断を必要とする動作，複雑な書字動作など）や視覚的フィードバックが得られない課題になると定型発達児よりも多くの反応時間を必要とすることが報告されている（Kaiser ら，2015；Klotz ら，2012）．また，前項の時間処理障害とも関連するが，縄跳び課題を用いた研究では，ADHD 児では運動のタイミングが一定せず，上下肢の協調性などパフォーマンスの正確性が低いことが明らかとなっている（Chen ら，2013）．

さらに，姿勢バランス課題においては，ADHD 児は定型発達児よりも重心動揺の指標の値が大きく，姿勢バランスの能力が低いことが報告されている（Shorer ら，2012）．Shorer ら（2012）は，ADHD 児では大脳基底核を中心とした姿勢コントロールのメカニズムが，定型発達児に比べ迅速に機能しない可能性について述べている．その他にも，ADHD 児は単一課題（single task）（例：3 メートル前にあるスクリーンに提示される X を見ている状態で静止立位を保持する）よりも二重課題（dual task）（例：静止立位を保持した状態で，童謡を聴き，流れた曲が何かを覚える課題を行う）のほうが，重心動揺が減少するといった報告もある（Shorer ら，2012）．この結果については，二重課題条件のほうが，姿勢制御がより自動化して機能するからではないかと考えられており，適切な難易度の認知課題は，ADHD において姿勢制御を向上させる可能性も考えられる．

また，近年の構造的脳画像を用いた 7〜14 歳の ADHD 児を対象とした研究では，前運動野や補足運動野の灰白質の増加が報告されており（Kaya ら，2018），この大脳皮質（前頭前野・補足運動野）の成熟遅延が，複雑な協調運動に関連していると考えられている（Shaw ら，2007）．しかし，このような構造的特徴は対象の年齢によっても結果が異なることが指摘されている．

ADHD 児の約 50％以上が DCD を合併しているともいわれているが，ADHD と DCD，さらに両診断を受けている児を対象とした研究も近年報告されている．しかし，DCD と ADHD の協調運動の障害特性に関しては，明らかになっていない点も多い．協調運動の中でも，微細運動課題に関しては，DCD を合併している ADHD 児が合併していない ADHD 児よりもスキルが低く，ADHD の特性（注意や抑制等）に関連しない DCD の協調運動の症候をより反映している可能性が報告されている（Goulardins ら，2015）．脳機能としては，ADHD 児は上前頭領域脳梁の白質の線維連絡の低下を示すが，DCD 児は頭頂領域脳梁と左の上縦束の白質の線維連絡の異常を示すことが報告されている（Langevin ら，2014）．また，一次運動野と大脳基底核，小脳との機能的結合性の強さは，ADHD 児と DCD 児ともに定型発達児と異なっていることが明らかとなっている（McLeod ら，2016）．

👆 作業療法の観点から

協調運動の問題は，学齢期の児童において教科学習を含む学校生活全般に大きな影響を及ぼす（Goulardins ら，2015）．特に書字動作に関しては，協調運動の障害が軽度でも学習に影響がある場合が多い．また，「不器用である」，「丁寧にできていない」などといった他者からの否定

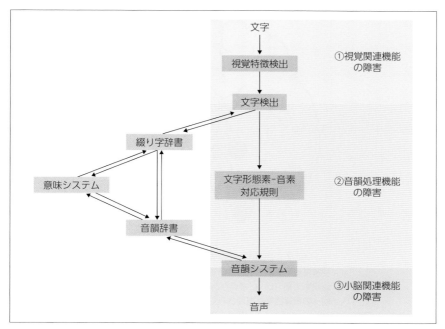

図6　DRC モデルと視覚関連機能・音韻処理機能・小脳関連機能の対応関係
(Coltheart ら, 2001 より一部改変引用)

［1］ 読字の障害の神経機構

1 成人の失読に関する研究

　書字の障害がなく，読字のみが選択的に障害される純粋失読（pure alexia）を報告した Dejerine（1891, 1892）は，角回に文字および単語の視覚的イメージが存在し，ここにいたる連合線維の離断で純粋失読が起こると報告した．角回にいたる連合線維は，脳梁膨大部が想定されている．具体的には，左一次視覚野（図 7a）と脳梁膨大部（図 7b）に損傷があると，右一次視覚野（左は損傷している）で受け取った視覚情報を脳梁膨大部を介して左角回・Wernicke 領域に送ることができないため，文字が読めなくなる（図 7）．

　しかしその後，脳梁膨大部が損傷されていなくても純粋失読が起こることが明らかになり，Dejerine が報告したタイプは「古典型純粋失読」，それ以外は「非古典型純粋失読」と位置づけられた．古典型純粋失読は，一次視覚野周辺領域＋脳梁膨大部の損傷により，非古典型失読は，紡錘状回中部・後部，下後頭回（18/19 野）などにより純粋失読を生じることが報告されている（櫻井，2007）．

2 dyslexia 児・者に関する研究

　Shaywitz ら（2020）は，dyslexia 児と定型発達児の読字時の脳活動を，fMRI を用いて比較検討している．その結果，dyslexia 児では，定型発達児で活動がみられる左頭頂側頭領域（図

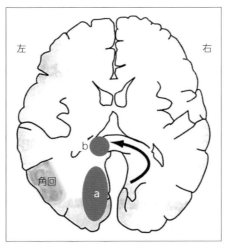

図 7　古典型純粋失読の発生機序
梗塞部位を赤色で示している．左一次視覚野（a）と
脳梁膨大部（b）に損傷があると，右一次視覚野角
回への伝達経路が離断されてしまう．
（櫻井，2011 より一部改変引用）

8a）や左後頭側頭領域（図 8b）の活動が弱いことを報告している．一方で，dyslexia 児では，
定型発達児と比較して，左下前頭回（図 8c）や右半球に強い活動が認められた（図 8）．これ
は，努力性の読みにかかわる代償性経路を用いていることが推測される．

　Leonard ら（2008）は dyslexia 児・者の脳の解剖学的特徴を，複数の研究のレビューにより
報告している．図 9 は，2 名の成人男性の拡散テンソル画像である．定型発達者では右脳に比
べて左脳に豊富な神経線維連絡がある（黄色の神経線維）のに対し，dyslexia 者は左右の脳で
明確な差が確認できない（青色の神経線維）．定型発達者を詳しく見ると，左脳における Wer-
nicke 野と Broca 野を結ぶ弓状束に強い神経線維連絡がある一方で，右脳においては側頭葉と
前頭葉の間に神経線維連絡はみられない．読字には左脳での神経ネットワークが重要である
が，その神経線維連絡が不十分な dyslexia 者は，右脳で代償的に情報処理を行っている可能性
がある．

　このように，dyslexia 児・者は左大脳半球における下頭頂小葉，後頭側頭領域，下前頭回の
3 つの領域に非特異的な活動性を有すること，代償的に右大脳半球の活動性が高まることが報
告されている．これらの結果は，読解課題中の dyslexia 児の脳活動に関するメタ分析において
もおおむね支持されている（Maisog ら，2008；Richlan ら，2011；Linkersdörfer ら，2012）．

　日本語において，読字の障害を有する子どもを対象に脳機能を調査した研究はきわめて少な
い．Seki ら（2001）は，定型発達児 5 名，dyslexia 児 5 名を対象に，ひらがなの単語の読み課
題における脳活動を fMRI を用いて測定している．その結果，定型発達児 5 名全員が左中側頭
回の活動がみられた．一方，dyslexia 児は左中側頭回の活動は弱く，両側後頭葉や両側中心前
回，左下前頭回で活動が高まった児がいたことを報告している．しかし，この研究は群間の違

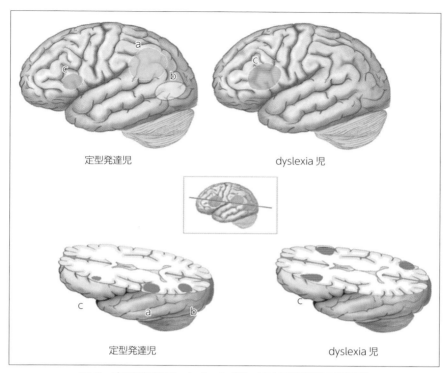

定型発達児　　　　　　　　　　　　　　　dyslexia 児

定型発達児　　　　　　　　　　　　　　　dyslexia 児

図 8　定型発達児と dyslexia 児における読字時の脳活動
dyslexia 児は，定型発達児には活動が認められる左頭頂側頭領域（a）や左後頭側頭領域（b）の活動
が弱く（青），左下前頭回（c）や右半球に定型発達児より強い（赤）活動が認められた．
（Shaywitz ら，2020 より一部改変引用）

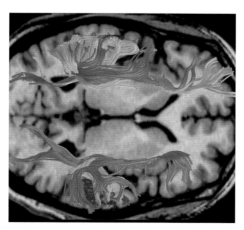

図 9　定型発達者（1 名）と dyslexia 者（1 名）の拡散テンソル画像
定型発達者は右脳に比べて左脳に豊富な神経線維連絡
が認められるのに対して（黄色），dyslexia 者では左
右の脳で明確な差が確認できない（青色）．
（Leonard ら，2008 より引用）

いについて統計的に分析していないため，結果について慎重に解釈する必要がある．

［2］読字障害の障害仮説

　読字の障害にはさまざまな障害仮説が存在し，現時点でどの仮説が最も有力かといった結論にはいたっていない．英語圏では，①「視覚障害説（visual deficit theory）」：視覚処理機能の障害，②「音韻処理障害説（phonological deficit theory）」：単語がどのような音韻からできているのかに注意したり，識別したりができない障害，③「小脳障害説（cerebellar deficit theory）」：小脳の障害による認知処理全般の自動化や運動を統制する機能の障害の3つの仮説が受け入れられている．本書でも，この3つについて解説する．

　他にも「急速聴覚処理障害説（rapid auditory processing deficit theory）」：短時間で急速に変化する物理的な音の認知の障害，「二重障害説（double deficit theory）」：音韻処理障害および認知機能の障害を主とした障害，「大細胞障害説（magnocellular deficit theory）」：速い時間変化や低空間周波数・低コントラストの物体視覚認知に関係する大細胞系処理経路の機能異常による文字認知の障害など，読字障害の障害仮説は複数示されている．

文　献

　Coltheart M, Rastle K, Perry C, et al（2001）．DRC：a dual route cascaded model of visual word recognition and reading aloud. Psychol Rev. 108. 204-256.

　Dejerine J（1891）．Sur un cas de cécité verbale avec agraphie, suivi d'autopsie. C R Soc Biol Fil. 3. 197-201.

　Dejerine J（1892）．Contribution à l'étude anatomo-pathologique et clinique des différentes variétés de cécité verbale. C R Seances Soc Biol Fil. 4. 61-90.

　Leonard CM, Eckert MA（2008）．Asymmetry and dyslexia. Dev Nueropsychol. 33. 663-681.

　Linkersdörfer J, Lonnemann J, Lindberg S, et al（2012）．Grey matter alterations co-localize with functional abnormalities in developmental dyslexia：an ALE meta-analysis. PLoS One. 7. e43122.

　Maisog JM, Einbinder ER, Flowers DL, et al（2008）．A meta-analysis of functional neuroimaging studies of dyslexia. Ann N Y Acad Sci. 1145. 237-259.

　Richlan F, Kronbichler M, Wimmer H（2011）．Meta-analyzing brain dysfunctions in dyslexic children and adults. NeuroImage. 56. 1735-1742.

　櫻井靖久（2007）．読字の神経機構．岩田　誠，他編．神経文字学―読み書きの神経科学．pp93-112．医学書院．

　櫻井靖久（2011）．Q15「読めない」が主訴の患者さんをどのように診断したらよいかを教えてください．河村　満編著．高次脳機能障害Q＆A症候編．p55．新興医学出版社．

　Seki A, Koeda T, Sugihara S, et al（2001）．A functional magnetic resonance imaging study during sentence reading in Japanese dyslexic children. Brain Dev. 23. 312-316.

　Shaywitz S, Shaywitz J（2020）．Overcoming Dyslexia：Second Edition, Completely Revised and Updated. Sheldon Press.

5：読字と音韻処理障害仮説

［1］ 音韻処理に関連する用語の整理

　音韻は，「ある言語において音を区別する場合に余計なものを切り捨てた音の単位」であり，また「その言語で違っているとみなされる音のどこが違うのかを系統的に調べて音の単位を規定したもの」（橋本，1977）であるとされ，物理的な実態があるものではなく心理的な要素と考えられている（高橋ら，1998）．この音韻の単位としてはいくつかのものが考えられるが，その最小のものが音素である．

　音素は，「純粋にその言語の音の間の対立だけから一定の原則に基づいて定めた音の単位」（橋本，1977）を意味し，V（母音音素）やC（子音音素）と表される．これらの組み合わせとして音節がある．

　音節は，母音と子音とが結合されて構成される音韻単位である（杉藤，1989）．日本語の音節の場合は，CV構造を中心として成り立っている．また日本語の音節の場合には，その下位の単位としてモーラ（mora）という単位がある．

　モーラとは純粋な音の区切りではなく，発音し聴取する際にそこに独立した時間的連続があるように知覚されるという意味で，一つの時間的な単位とされている（杉藤，1989）．モーラは音節とほぼ一致するが，特殊音節の場合は異なる．例えば，「きゅうきゅうしゃ」という単語は，音節数では3音節であるがモーラ数では5モーラとなる．つまり日本語では，「音素・モーラ・音節」という体系をなしていると考えられる．

　本書で用いている「音韻処理」とはこれらの音韻にかかわる処理過程を指している．また，音韻処理に類似する表現として音韻意識（phonological awareness）が使用されることがある．音韻意識に関して，Mattingly（1972）は，「言語の音韻情報を意識し，それを利用すること」と定義している．日本では，秦野（2001）が，「話されることばについてその意味だけではなく，音韻的な側面にも注意を向け，その音を操作する能力」としている．いずれも，音韻に関する「意識」が基本となり，それを「利用/操作」する過程も含めている．

　高橋ら（1998）は，音韻意識を評価する課題として，①押韻（rhyming），②同定（identification），③再認（recognition），④混成（blending），⑤抽出（isolation），⑥分解（segmentation），⑦除外（oddity task），⑧削除（deletion），⑨置き換え（substitution）の9つをあげている．この中でも日本語において重要な課題としては，混成，抽出，分解，削除であることを述べており（高橋ら，1998；秦野，2001），これらの詳細を表1に示す．

表 1　音韻意識を評価するために用いられる課題

課題の種類	内　容	具体例
混成（blending）	区切って聴覚提示された独立した音韻から単語をつくりだす	一定の間隔をあけながら「さ」「か」「な」と聴覚提示されたのに対して，それらを合成して「さかな」と答えられる
抽出（isolation）	聴覚提示された単語から指定された位置の音韻を取り出し発音する	「『くるま』の最後の音は？」と聞かれたのに対して「ま」と答えられる
分解（segmentation）	聴覚提示された単語を音韻に区切って発音したり，タッピングを行ったりする	「つくえ」と聴覚提示されたのに対して，手を3回たたくことができる
削除（deletion）	聴覚提示された単語から指定された場所の音韻を取り除き，残った音素を発音する	「くるまから『る』を抜いたら何になる？」と聞かれたのに対して「くま」と答えられる

（高橋ら，1998 より一部改変引用）

［2］音韻処理障害仮説の概要

　読字の基本は，文字形態（「さかな」という視覚的表象）に対応する音素（/sa//ka//na/という音）を想起することである．DRC モデル（p124 参照）では，非語彙経路における「文字形態素–音素対応規則」が該当し，その変換過程をデコーディング（decording）という．デコーディングには，話し言葉を音韻，音節などの小さい単位に分解，操作する能力が必要になる．このようなはたらきを音韻処理機能といい，これらの困難さを音韻処理障害という．読字における音韻処理の障害仮説は英語圏では最も有力であり，これまで多数の報告がなされてきた（Snowling, 2008；Hulme ら，2016）．英語は音韻構造が複雑な（透明性が低く，粒度が細かい）言語体系であり，文字と音との一対一の対応関係が結びつきにくいことが特徴である．このことは，音節（音素の規則的な組み合わせの単位）の総数を比較すると明らかであり，日本語の音節数約 140 に対し，英語の音節数は約 3,000 とされている（秦野，2001）．英語圏では必然的に音韻処理の問題に焦点が当たりやすいため，研究報告が多いと思われる．日本語は，英語と比べ音韻構造が単純（透明性が高く，粒度が粗い）ではあるが，英語と同様に音韻処理障害説は最も有力な仮説として繰り返し報告されてきている（大石，1997；田中，2005；小枝，2015）．

［3］音韻処理の基盤となる聴覚機能

　音韻処理機能の基盤として聴覚機能が挙げられる．聴覚機能には，「音の聞こえ」「言語音と環境音の区別」「音の弁別」などがあげられ，医師や言語聴覚士による純音聴力検査（原ら，2017）や語音弁別検査（細井ら，2017）で評価される．本書では詳しく取り扱わないが，検査結果の解釈ができることは重要である．

　読字の問題がある子どもが，聴覚機能の問題を有することは繰り返し報告されている．Virtala ら（2020）は，音素変化の検出精度が低く，言語音に関連する情報を知覚することの困難さを指摘している．また，このような音素識別の問題があると，会話中に含まれる音の違いで

あっても識別が困難になることが考えられる（Kujala ら，2006）．このような困難さが，幼児期の言語学習・言語獲得を妨げる可能性があり，読字の障害へとつながることが想定されている（Eden ら，2016；Giraud ら，2013；Vellutino ら，2004）．

［4］音韻処理の神経機構

　Dejerine（1891，1892）は，角回の病変により失読失書が生じることを報告している．角回は，文字形態から音韻への変換や，音韻から文字形態への変換の双方に関与している可能性が想定される．解剖学的にも，角回は視覚野，聴覚野，体性感覚野の中央部に位置することから，この領域の損傷により視覚（視知覚，視覚認知含む）経由の文字形態情報と聴覚経由の音韻情報との統合が障害されることは理解できる．また，角回に隣接する縁上回は図形を音に変換する際に関与することが知られており（Clarke ら，1999）．文字以外でも，音符を楽音に変換する際にも角回と縁上回が関与することが報告されている（Sergent ら，1992）．そのため，角回，縁上回を合わせた下頭頂小葉は，視覚情報と音韻情報の変換に関与する領域であると想定されている．また，Richlan（2019）は，fMRI を用いた研究により文字形態–音の統合は，上側頭溝や上側頭回で行われていることを報告している．上側頭溝の後端は角回につながっていることから，音韻処理は下頭頂小葉（角回，縁上回）のほか，上側頭溝，上側頭回も関与していると考える．

［5］読字障害における音韻処理の神経機構

　読字障害児・者では，読字課題遂行時に神経活動の賦活が低下するという報告は多数存在する（Shaywitz ら，1998；Temple ら，2001）．Steinbrink ら（2008）は，拡散テンソル画像を用い，定型発達者と比較し成人の dyslexia 者は，両側の前頭–側頭領域と左側頭–頭頂領域の FA 値が有意に低下していた〔FA 値は神経線維（白質）に富む場合，値が大きくなる〕．さらに，FA 値が低いほど，擬似語（音はそれらしいが意味をもたない実在しない単語）の読みの成績が有意に低かったことを報告している．また，dyslexia 者では，両側の上側頭回の灰白質体積が定型発達者に比較し有意に小さかったことも報告している．

　学齢期（平均 11 歳）の dyslexia 児においても，左側頭–頭頂領域の神経線維の統合性の低下と読みスキルの相関が示されており（Deutsch ら，2005），左下頭頂小葉（角回，縁上回）を中心とした左側頭–頭頂領域の神経発達の非定型性が音韻意識に影響する可能性が高いことが明らかとなってきている．このような，音韻処理過程で活性化する脳領域は，言語体系間で共通するものと相違するものが確認されている．

① 海外における音韻処理

　Paulesu ら（2001）は，イタリア，フランス，英国において dyslexia 者を対象に，音読課題，

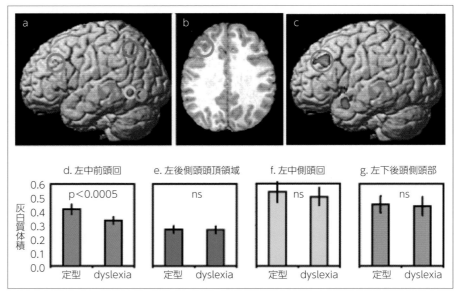

図 10　定型発達児と発達性 dyslexia 児における各領域における灰白質体積の比較

（Siok ら 2004 より転載）

音韻操作課題を実施時の脳活動を PET により測定した．その結果，使用言語にかかわらず，すべての群に共通して左側頭葉の下部領域（中側頭回を中心に下側頭回，上側頭回，中後頭回）で活動低下がみられた．一方，非アルファベット圏である中国では異なる結果が得られている．Siok ら（2004）は，中国において dyslexia 児を対象に，漢字を用いた同音異義語判定課題（提示された漢字が同じ発音をするかどうかを判定させる課題）実施時の脳活動を fMRI により測定した．その結果，定型発達児に比べ，dyslexia 児は左中前頭回の活動低下がみられた．この領域は，言語および空間的ワーキングメモリ内の文字に関するさまざまな情報を調整し統合する役割を担っており，漢字の読みに重要な役割を担っている可能性を考察している．さらに，Siok ら（2008）は，定型発達児と比べて dyslexia 児は，左中前頭回（図 10d）に加えて，左前側頭回（BA 38/21）と左シルビウス裂に灰白質体積の減少が見られたことを報告している（図 10c）．一方で，アルファベット圏で非定型性が示されている左後側頭（図 10 緑色），左中側頭回（図 10 黄色），左下後頭側頭部（図 10 橙色）の灰白質体積では有意な差は認められなかった．

② 日本語における音韻処理

　Kita ら（2013）は，音韻処理機能に障害がある dyslexia 児 14 名と，定型発達児 15 名，定型発達者 30 名を対象に音韻処理課題中の脳活動を fMRI により測定した．課題は，3 つのかな文字を 2 秒間隔で順番に表示し，3 つの文字の配置を頭の中で変えて，単語になるか否かを判断する課題である．この課題内容は，①正順序条件（「や」「さ」「い」→ya/sa/i），②乱順序条件（「い」「す」「か」→su/i/ka），③非語条件（「ぬ」「よ」「う」→？）と音韻処理の難易度を段階

づけている．その結果，dyslexia 児において，大脳基底核（特に被殻），左上側頭回の 2 つの脳
領域で特徴的な活動が生じた．左上側頭回の活動の低下は，英語圏で繰り返し報告されてきた
領域とも一致する．一方，大脳基底核は，定型発達児・者の場合は，より高度な音韻処理を要
求されるときにのみ活動するのに対して，dyslexia 児の場合は，音韻処理の難易度に関係なく
大脳基底核が過剰に活動する傾向があった．このことから大脳基底核は音韻処理の効率化に関
連していると結論づけられている．

　Booth ら（2007）は，大脳基底核（被殻）は小脳とともに左下前頭回（Broca 野）や左外側
頭頂皮質とつながり，音韻処理における大脳皮質の活動信号を増幅し精密化していることを報
告している．大脳基底核は，言語習得の初期段階のように音韻処理が（高度に）必要なときに
は活性化し（De Diego-Balaguer ら，2008），音韻処理が不要な（あまり必要でない）ときには
活性化しない（Friederici，2006）ことから，大脳基底核が言語能力の一端を担っていると考え
られる（Preston ら，2010）．大脳基底核は，音韻処理の中でも，抽出，保持，操作などの高次
の音韻処理を支えていると考えられている（Booth ら，2007；Preston ら，2010）．

　作業療法の観点から

　音韻処理は，「聞いた単語の音節（モーラ）数がわかる」→「語頭音・語尾音が何であるのか
わかる」→「単語を一音ずつに聞き分けられる」の順に発達する（原，2001）．第一段階の聞い
た単語の音節（モーラ）理解の発達は身体感覚との関連性が高いと考えられる．具体的には，
じゃんけんグリコ（例えば，じゃんけんでグーを出して勝つと「グ・リ・コ」と 3 歩進む）の
ように，一歩（身体感覚）と一音を対応させることによって音韻を意識できるような活動であ
る．他にも，ケンケンパやトランポリンで跳びながら数を読み上げるなどの活動も，身体感覚
と音を合わせていく点では似た要素が含まれると考えられる．特別支援教育においても単語の
音節（モーラ）数と身体感覚とを対応させていく支援は行われている（「く・る・ま」と言いな
がら 3 回手を叩く）．このような「単語が何音節（モーラ）で構成されているのかがわかる」と
いう能力は 4～5 歳頃に育ちはじめ，5～6 歳頃には，語頭音・語尾音が何であるのかわかるよう
になる．そのため，この時期には「しりとり」のようなことば遊びができるようになる．作
業療法でも，読み書きの基礎となることば遊び（しりとり・逆さことば・○○抜きことば）な
どがどの程度可能であるのかを遊びの中で評価する視点や，ことば遊びを通して音韻処理機能
を高める視点が有用である．

　聴覚機能に関しては，音の識別について評価する必要がある．日本感覚インベントリー改訂
版（Japanese Sensory Inventory Revised：JSI-R）（太田，2009）や日本版感覚プロファイルに
おける聴覚の質問項目が参考になる場合がある．就学前児において JSI-R の「普通に話しかけ
ても，聞き直しが多い」や「音や単語の聞き取りの間違いをしやすい」などの項目に該当する
場合，音の識別に困難さがあり，就学後の読みの困難につながる可能性がある．

　作業療法では身体活動を用いて協調運動への支援を行うことがある．この協調運動と読字と
の関連について作業療法の視点から考えてみる．Flaugnacco ら（2015）は，dyslexia 児への音

楽訓練の効果を検証するための介入研究を実施している．dyslexia児46名を音楽訓練群24名，対照群22名に分け，音楽訓練群の児に対しては，リズムと時間的処理に焦点を当てたプログラム（リズムに合わせた打楽器の使用，音楽に伴うリズミカルな身体の動き，聴覚と運動を同期させるゲーム等）が，対照群には絵画プログラム（視空間知覚，手の操作，創造性等）が行われた．その結果，音楽訓練群で読字課題，音韻処理課題，ワーキングメモリ課題，リズム再生課題の向上がみられた．さらに，本研究において音韻処理機能の最も高い予測因子が，リズム再生であることも明らかとなった．Tiffin-Richardsら（2004）もdyslexia児はADHD児と比較しリズムの問題を有しているという報告をしており，読字障害とリズムの問題は関連が高いと思われる．

　Flaugnaccoらの研究で用いられた介入プログラムが，音楽と身体活動（聴覚―運動）であることに着目したい．プログラムとしてあげられている，音楽に合わせたリズミカルな身体の動きの基盤は，協調運動（身体内での協調，感覚器官との協調）である．作業療法では，身体活動を用いて，身体運動の時間的空間的協調性に対する支援を行う．このような支援は，リズミカルな身体の動きを可能とし，リズムや時間的処理を向上させ，その結果，音韻処理機能の発達やリズミカルな読字（読字の流暢性）に貢献する可能性がある．

文　献

Booth JR, Bebko G, Burman DD, et al（2007）. Children with reading disorder show modality independent brain abnormalities during semantic tasks. Neuropsychologia. 45. 775-783.

Clarke JM, Halgren E, Chauvel P, et al（1999）. Intracranial ERPs in humans during a lateralized visual oddball task：Ⅱ. Temporal, parietal, and frontal recordings. Clin Neurophysiol. 110. 1226-1244.

De Diego-Balaguer R, Couette M, Dolbeau G, et al（2008）. Striatal degeneration impairs language learning：evidence from Huntington's disease. Brain. 131. 2870-2881.

Dejerine J（1891）. Sur un cas de cécitéverbale avec agraphie, suivi d'autopsie. C R Soc Biol Fil. 3. 197-201.

Dejerine J（1892）. Contribution à l'étude anatomo-pathologique et clinique des différentes variétés de cécité verbale. C R Seances Soc Biol Fil. 4. 61-90.

Deutsch GK, Dougherty RF, Bammer R, et al（2005）. Children's reading performance is correlated with white matter structure measured by diffusion tensor imaging. Cortex. 41. 354-363.

Eden GF, Olulade OA, Evans TM, et al（2016）. Developmental Dyslexia. Neurobiology of Language. pp815-826. Academic Press.

Flaugnacco E, Lopez L, Terribili C, et al（2015）. Music Training Increases Phonological Awareness and Reading Skills in Developmental Dyslexia：A Randomized Control Trial. PLoS One. 10. e0138715.

Friederici AD（2006）. What's in control of language? Nat Neurosci. 9. 991-992.

Giraud AL, Ramus F（2013）. Neurogenetics and auditory processing in developmental dyslexia. Curr Opin Neurobiol. 23. 37-42.

原　　晃, 和田哲郎, 小田　恂（2017）. 純音聴力検査. 日本聴覚医学会編. 聴覚検査の実際. pp48-62. 南山堂.

原　恵子（2001）．健常児における音韻意識の発達．聴能言語学研究．18．10-18.

橋本萬太郎（1977）．音韻体系と構造．大野　普他編．岩波講座　日本語5音韻．岩波書店.

秦野悦子編（2001）．ことばの発達入門．p200, pp206-207．大修館書店.

細井裕司, 山下公一（2017）．語音聴力検査．日本聴覚医学会編．聴覚検査の実際．pp77-92. 南山堂.

Hulme C, Snowling MJ（2016）．発達的視点からことばの障害を考える．原　恵子監訳．pp70-71．SUP上智大学出版.

Kita Y, Yamamoto H, Oba K, et al（2013）. Altered brain activity for phonological manipulation in dyslexic Japanese children. Brain. 136. 3696-3708.

小枝達也（2015）．学習障害（限局性学習症）．榊原洋一他編．脳の発達科学．pp248-257．新曜社.

Kujala T, Lovio R, Lepistö T, et al（2006）. Evaluation of multi-attribute auditory discrimination in dyslexia with the mismatch negativity. Clin Neurophysiol. 117. 885-893.

Mattingly IG（1972）. Reading, the linguistic process, and linguistic awareness. Kavanagh JF et al Eds. Language by Ear and by Eye：The Relationships Between Speech and Reading. Mit Press.

大石敬子（1997）．読み障害児3例における読みの障害機構の検討—話し言葉の問題を通して—. LD（学習障害）—研究と実践—．6．31-44.

太田篤志（2009）．日本感覚インベントリー改訂版（JSI-R）.
http://jsi-assessment.info/jsi-r.html（2020年11月17日閲覧）

Paulesu E, Démonet JF, Fazio F, et al（2001）. Dyslexia：Cultural diversity and biological unity. Science. 291. 2165-2167.

Preston JL, Frost SJ, Mencl WE, et al（2010）. Early and late talkers：school-age language, literacy and neurolinguistic differences. Brain. 133. 2185-2195.

Richlan F（2019）. The Functional Neuroanatomy of Letter-Speech Sound Integration and Its Relation to Brain Abnormalities in Developmental Dyslexia. Front Hum Neurosci 13. 21.

Sergent J, Zuck E, Terriah S, et al（1992）：Distributed neural network underlying musical sight-reading and keyboard performance. Science. 257. 106-109.

Shaywitz SE, Shaywitz BA, Pugh KR, et al（1998）. Functional disruption in the organization of the brain for reading in dyslexia. Proc Natl Acad Sci U S A. 95. 2636-2641.

Siok WT, Perfetti CA, Jin Z, et al（2004）. Biological abnormality of impaired reading is constrained by culture. Nature. 431. 71-76.

Siok WT, Niu Z, Jin Z, et al（2008）. A structural-functional basis for dyslexia in the cortex of Chinese readers. Proc Natl Acad U S A. 105. 5561-5566.

Snowling MJ（2008）．ディスレクシア　読み書きのLD　親と専門家のためのガイド．加藤醇子他監訳．東京書籍.

Steinbrink C, Vogt K, Kastrup A, et al（2008）. The contribution of white and gray matter differences to developmental dyslexia：insights from DTI and VBM at 3.0 T. Neuropsychologia. 46. 3170-3178.

杉藤美代子（1989）．音節か拍か-長音・撥音・音韻-．杉藤美代子編．講座　日本語と日本語教育2　日本語の音声・音韻（上）．明治書院.

高橋　登, 大岩みどり, 西元直美, 他（1998）．音韻意識と読み能力：英語圏の研究から．大阪教育大学紀要　教育科学．47．53-80.

田中裕美子（2005）言語学習障害・読み書き障害．音声言語医学．46．148-154.

Temple E, Poldrack RA, Salidis J, et al（2001）：Disrupted neural responses to phonological and orthographic processing in dyslexic children：an fMRI study. Neuroreport. 12. 299-307.

Tiffin-Richards MC, Hasselhorn M, Richards ML, et al（2004）. Time reproduction in finger tapping tasks by children with attention-deficit hyperactivity disorder and/or dyslexia. Dyslexia. 10. 299-315.

Vellutino FR, Fletcher JM, Snowling MJ, et al（2004）. Specific reading disability（dyslexia）：

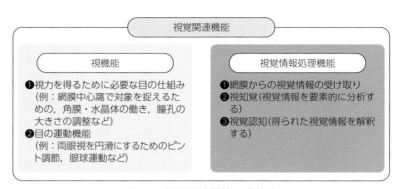

図11　視覚関連機能の全体像
（奥村ら，2010 を参考に作成）

what have we learned in the past four decades? J Child Psychol Psychiatry. 45. 2–40.
Virtala P, Talola S, Partanen E, et al（2020）. Poor neural and perceptual phoneme discrimination during acoustic variation in dyslexia. Sci Rep. 10. 8646.

6：読字と視覚関連機能の障害仮説

　読字障害における視覚関連機能の障害仮説は日本語では有力な仮説となっている（宇野ら，2007）．日本語は，英語よりも音韻の複雑さは少ないものの，文字にひらがな，カタカナ，漢字が混在するなど複雑な視覚的特徴を表すことがその理由である．

［1］視覚関連機能とは

　視覚関連機能とは，視覚の入力段階から認知までを含めた広範囲な情報処理過程である．奥村ら（2010）は，視覚関連機能を「視機能」と「視覚情報処理機能」に分けて整理している（図11）．視機能とは，「視力を得るために必要な目の働き」と定義され，屈折異常の有無，瞳孔の働き，網膜の働き，眼球運動，両眼視，調節などの機能を総称する．一方，視覚情報処理機能とは，網膜で受け取った光情報を，対象の意味・関係性を付与していく過程であり，視知覚，視覚認知を総称する．

［2］視機能とその障害

　視機能の定義は研究者により異なり，視機能の示す範囲は明確ではない．上述のとおり，奥村ら（2010）は屈折異常の有無，瞳孔の働き，網膜の働き，眼球運動，両眼視運動，調節運動など（図11）と定義しているが，福田（1999）は，視力，視野，コントラスト感度，色覚，両眼視機能，眼球運動機能などと定義している．いずれの定義も大きくは，視力を得るための「目

表 2　眼球運動の種類

種　類	働　き
①前庭動眼反射	頭部の動きの方向と速度を半規管で正確に感知し，頭部の動きと同じ速度で反対方向に眼位を動かすことにより，網膜上の像のずれをなくす反射．頭を振っても見ている静止物が動かないのは，この反射が機能しているためである
②視運動性眼振	周囲の景色が動いたり（例：電車で外の景色を見る），自分が空間内を移動する場合に（例：歩きながら脇の景色を見る）生じる反射性眼球運動である．動く映像を常に中心窩に結ぶようにする大脳皮質由来の経路と，頭部運動に伴う網膜の結像のぶれを少なくするための反射性の皮質下経路が関与するといわれている
③輻輳開散運動	見ている対象が接近・離反しても，その対象を中心窩で捉え続けることを可能とする眼球運動．指標の接近により鼻側に両眼が回転し（輻輳），離反により両眼が耳側に回転する（開散）．輻輳運動の障害により，注視点の両眼単一視が困難となる
④衝動性眼球運動（サッケード）	視野の周辺に提示された（現れた）対象を，視野の中心（中心窩）で捉えるために生じる速い眼球運動
⑤追従性眼球運動	ゆっくり動く対象物（30 度/秒 以下）に対し，対象の像を中心窩に維持し続けることを可能とする滑らかな随意的眼球運動．滑動性追従眼球運動ともいう．30 度/秒 を超える速い対象物は，追従性眼球運動のみでは困難となりサッケードが混入する
⑥固視	見ようとしている静止物体の像を網膜の中心（中心窩）で持続的にとらえ続けること

　の仕組み」と「目の運動機能」に整理することができる．

　目の仕組みは，対象を網膜の中心窩で捉えるために，角膜や水晶体の働きにより網膜上に焦点を結ぶこと（屈折）があげられる．また，入力される光量に合わせて瞳孔の大きさ（瞳孔径）を変化させ，最適な光の入力量を調整するなどが重要である．

　目の運動機能とは，対象物を両眼で捉える（両眼視）ためにピント調節したり，すばやく正確に視線を移動させたりすること（眼球運動）などが該当する．

　これらのどこかに不具合が生じると「見ること」，さらには「読むこと」に困難さをきたす．次項では，これら視機能の障害の中で，「眼球運動の障害」と，近年その存在が注目されている「光の感受性障害（Irlen syndrome）」に焦点を当て解説する．

1 眼球運動

　Dodge（1903）は，眼球運動を，①前庭動眼反射（vestibulo-ocular reflex），②視運動性眼振（optokinetic nystagmus），③輻輳開散運動（vergence），④衝動性眼球運動（サッケード）（saccadic eye movement），⑤追従性眼球運動（追視）（pursuit eye movement）の 5 つに分類している．その後の眼球運動の研究において，⑥固視（fixation）が加わった（表 2）．これら 6 つの眼球運動には，前庭動眼反射・視運動性眼振→固視→輻輳開散運動→衝動性眼球運動→追従性眼球運動の順に発達することが報告されている（Erhardt, 1997）．

　読字において一文字を正確に捉えるには，文字を網膜中心窩に正確にとどめる必要があり，これは固視の働きが重要となる．また，頭の動きが伴っても文字をブレないで捉えるには，前庭動眼反射，視運動性眼振により網膜上で文字を安定して捉えておくことが重要となる．また，

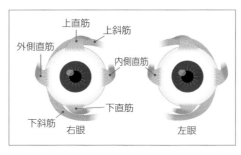

外眼筋	支配神経	主要機能	副次的機能
外側直筋	外転神経（Ⅵ）	外転	なし
内側直筋	動眼神経（Ⅲ）	内転	なし
上直筋	動眼神経（Ⅲ）	上転	内転・内方回旋
下直筋	動眼神経（Ⅲ）	下転	内転・外方回旋
上斜筋	滑車神経（Ⅳ）	内方回旋	下転・外転
下斜筋	動眼神経（Ⅲ）	外方回旋	上転・外転

図12　眼球運動に関与する筋と支配神経

手元に置かれた教科書を読むには，近距離の指標を見続ける必要があるため輻輳が重要な役割を担う．板書のように黒板とノートを交互に見る必要がある場面では，水晶体の厚みを調節するとともに，輻輳開散運動により遠近のピント調節を瞬時に行う必要がある．

　このような眼球運動が基盤となり，より高次な眼球運動が可能になる．例えば，文章を読む際には，滑らかな視線の移動が必要であり，追従性眼球運動の働きが重要となる．読字の成熟に伴って，単語のまとまりとして捉えて読むときには単語の中心付近に視線を停留させ，次の単語の中心付近まで視線を跳ばすことになる．これには固視と衝動性眼球運動（サッケード）の組み合わせが重要である（Rayner, 1978）．

a. 眼球運動の神経機構

　眼球運動には，上直筋，下直筋，外側直筋，内側直筋，上斜筋，下斜筋の6つの筋肉（外眼筋）が関与する．また，これらの筋肉を支配している，動眼神経，滑車神経，外転神経の3つの脳神経系（図12）とそれらの脳神経を制御する上位中枢の働きにより成立する．

　眼球運動に関連する上位中枢としては，眼球運動を発動させる脳幹網様体，上丘，大脳皮質（前頭眼野・補足眼野・頭頂眼野）や眼球運動の制御にかかわる大脳基底核や小脳など複数の領域が関与している．これらは，他の身体運動に関与する脳領域と類似しており，運動学習・運動制御のメカニズムと合わせて理解することが重要である．

　眼球運動は，前述のように種類・役割ともに多様であるため，神経機構も複雑である．そのため，本項では，読みに重要な役割を果たす水平方向の衝動性眼球運動（水平サッケード）の神経機構を中心に解説する．

b. 衝動性眼球運動（サッケード）の神経機構

　日常生活の中で周辺視野で捉えたもの（視覚）や，呼びかけられたときの声（聴覚）などに反応して，視線の移動を行うことは非常に多い．これは衝動性眼球運動（サッケード）が基本となる．小島（2015）はサッケードに関して，①視野の中から見る対象を選択する，②現在の視線位置から新しい対象までの距離を検出する，③検出された距離分，視線を動かす運動信号

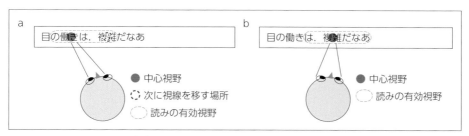

図13　文章を読む際の中心視野と読みの有効視野の働き

をつくる，④経験などに基づきその運動信号を最適化し筋へ送る，の4段階があることでサッケードの正確性は担保されていると述べている．

　文章を読むときにも，ある文字を中心視野で捉えているときに，視野内（「読みの有効視野」p149参照）で捉えた文字列の情報をもとに，次に視線を移す場所を決定し（図13a）サッケードにより視線を動かす（図13b）．

　正確に視線を移す運動（正確なサッケード）は，複数のシステムを駆使している．上丘は，周囲の視覚性もしくは聴覚性の刺激源に対して視覚定位する役割を担っている．視覚定位とは，刺激源に向かって目・頭部・身体を向け，それらの刺激源を探索し視野内に対象物を置くことである．つまり上丘は，刺激源の空間位置情報を処理し眼球運動や頭部の運動を制御する働きを担っている．目と頭部は連動した動きとして出現しやすく，まず目が運動を開始し，20〜40 msec後には頭部が運動し始める．

　このように見たい指標に視覚定位ができるのは，視覚（①）・聴覚（下丘を経由）（②）・体性感覚（伝導路を上行中の軸索側枝として投射）（③）・空間位置情報（頭頂眼野）（④）等の方向づけに関連する情報が上丘に入力されているからである．また，上丘からは視蓋脊髄路が起始し，脳幹網様体（⑤）や頸髄（⑥）に投射線維を送ることから，周囲の空間情報を基に実際に運動発現に重要な眼球運動や頭部の運動を決定している（図14）．

　見ている視標から新たな視標に正確に視線を移すには，さらに上位中枢による制御を受ける（図15）．前頭眼野はサッケードの発現に関与しており，一側の前頭眼野の刺激により，両眼が反対側の水平方向に協調して動く運動を起こす（図15a）．前頭眼野の刺激によって起こる水平サッケードは，前頭眼野からの水平サッケードの中枢パターン発生器が存在する脳幹網様体（傍正中橋網様体）への下行性投射を介して起こる（①）．前頭眼野から脳幹網様体（傍正中橋網様体）への投射には直接投射もあるが，上丘を介する間接投射もある（②）．刺激するとサッケードが誘発される大脳皮質野は，前頭眼野の他にも補足運動野に位置する補足眼野（③）と頭頂葉に位置する頭頂眼野（④）の2つがある．これら2つの眼野は脳幹に直接投射するとともに，前頭眼野にも投射する（⑤）．

　また，大脳基底核による上丘への投射も存在する（図15b）．大脳基底核（黒質網様部）が上丘に対してGABA作動性のシグナルを送ることで，上丘のサッケードのニューロンに対して持

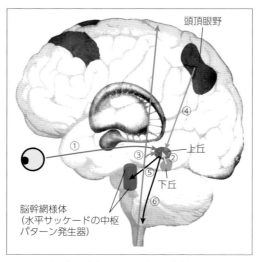

図 14　上丘を中心とした視覚定位に関与する
システム

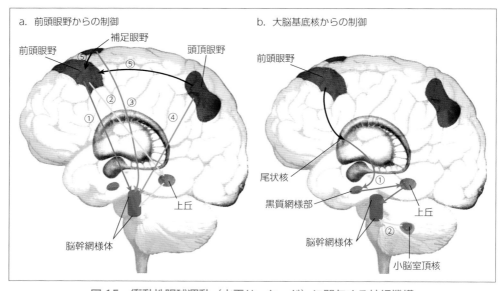

図 15　衝動性眼球運動（水平サッケード）に関与する神経機構

続的に抑制をかけている（①）．さらに，小脳室頂核のサッケード領域からは，対側脳幹網様体
への抑制性バーストニューロンを通って，外転神経核へと情報が送られる（②）．この経路が障
害されると，サッケードが不正確になるため，この経路は上丘からの運動指令を補正する役割
を担っていると考えられている（小島，2015）．

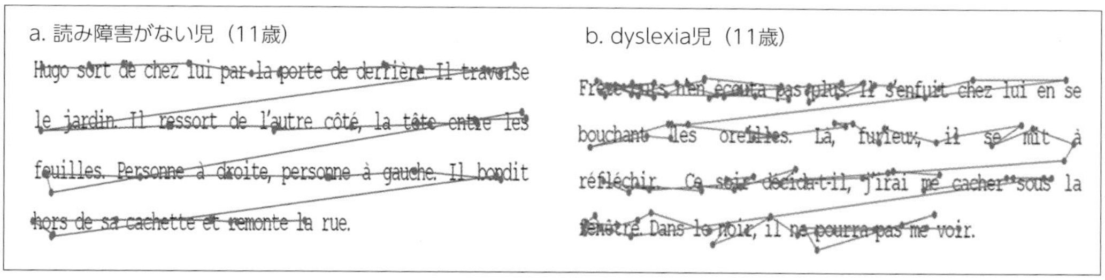

図 16　長文音読時の眼球運動

（Bucci ら，2012 より一部改変引用）

c.　輻輳開散運動の神経機構

　広い視野の両眼視差によって誘発される輻輳開散運動の発現には内側上側頭領域（MST 野）が関与している（Takemura ら，2001）．一方，視覚刺激が小さい場合には，前頭眼野や中脳や脳幹に輻輳開散運動に関連するニューロンの活動が活性化することが知られている（Fukushima ら，2002；Mays ら，1986）．しかし，大脳皮質から皮質下への詳細な経路はまだ解明されておらず，今後の研究がまたれる．

② 読字障害の眼球運動の制御
a.　衝動性眼球運動（サッケード）・追従性眼球運動の問題

　眼球運動に問題があると，視覚情報の取り込みを，すばやく正確に行うことができなくなる．文章の読みを想定すると，定位すべき文字列への視線の移動の開始が困難になったり，視線を移動させた後の眼球運動を抑制することが難しく，対象を通り過ぎる（オーバーシュートする）ことで視覚像の成立が不鮮明になったりするなど，正確な視覚情報の取り込みにくさにつながる．読字の障害がある児における眼球運動の問題は，言語体系は異なっても存在することが報告されている．

　Pavlidis（1981）は，ギリシャの dyslexia 児に非定型的な眼球運動（停留時間が長くなる，停留頻度が多くなる，サッケードの距離が短くなる・逆行する）が存在することを示し，そのような眼球運動が読解障害の原因である可能性を示唆した．Rayner（1985）は，英国の dyslexia 児を対象に研究を行い，サッケードの距離が短く，停留時間が長いことを報告している．De Luca ら（1999）はイタリアの dyslexia 児を対象に研究を行い，停留時間が長く，頻度が高いことを報告した．Trauzettel-Klosinski ら（2010）は，ドイツの dyslexia 児において，逆行性眼球運動が多く，停留頻度の高いことを報告し，Li ら（2009）は，中国の dyslexia 児において，サッケードの距離が短いことを報告している．Bucci ら（2012）は，フランスの dyslexia 児を対象に研究を行い，非典型的な眼球運動パターンを報告している（図 16）．

　日本においても，奥村ら（2006）は，読字障害児と定型発達児に眼球運動のアセスメントツールである Developmental Eye Movement Test（DEM）を用いた評価を行い，サッケードの要素を含む課題では読字障害児の問題が顕著に現れることを報告している．また，永松（2009）

はDEMの成績と読み能力との相関を報告しており，眼球運動の問題は読字の障害との関連性が高いことを報告している．世良ら（2010）は，学習障害児と定型発達児に対して，追従性眼球運動を要する課題（画面上で動く指標を目で追う課題）におけるサッケード混入率を調べ，学習障害児群において狭い移動範囲の条件下（視角10°）でサッケードの混入率が高く，眼球の微細なコントロールが難しいことを報告している．

b．輻輳開散運動の問題

Kapoulaら（2007）は，定型発達児46名とdyslexia児57名の輻輳近点を比較している．その結果，dyslexia児で輻輳近点が有意に遠方であったことを報告している．また開散に関して，Bucciら（2008）は，dyslexia児は，定型発達児に比べ，開散運動の発現潜時が長い傾向にあることを報告しており，近方から遠方への視覚的注意のシフトを自発的・反射的に制御することが困難であることを述べている．

以上のように，読字の障害と眼球運動の問題は多くの研究で報告されているが，読字の障害の主要因とすべきかについては議論が必要である．Hulmeら（2016）は「視覚機能の障害がdyslexia児に多くみられるとは思えないし因果関係はよくわかっていない」と述べている．本邦では，読字障害児の中で眼球運動の問題を有する児の割合は，後藤ら（2010），永松ら（2004）の両報告では約半数であった．奥村ら（2010）は，読字障害には眼球運動の問題が主要因である場合と，眼球運動に問題がない場合の両者が存在するとしている．

③ 光の感受性の障害（アーレンシンドローム：Irlen syndrome）

文字を読むと「文字が動く」「文字がにじむ」「文字が色づく」と訴える読字障害児に出会うことがある．これらの症状は，1980年にMearesにより初めて報告され，その後1983年に英国の教育心理学者Irlenによりscotopic sensitivity syndrome（光の感受性障害）としてまとめられている（Irlen, 2013）．現在ではアーレンシンドロームとして，日本でもその概念が知られるようになってきた．アーレンシンドロームの主症状は，「印刷物上の文字が歪んで見える」「動いて見える」「印刷物の白い背景の部分が文字を侵食するように見える」など，読字に著しい問題を引き起こす要因となっている（図17）．アーレンシンドロームの出現率はdyslexia児の30〜45％と報告されている（Krissら，2005）．

アーレンシンドロームの発生機序はいまだに明らかになっていないが，Irlenら（1989）は網膜の視細胞レベルにその原因がある可能性を想定している．また，山口（2016）は，錐体細胞の色の吸収と外側膝状体の色の伝達の混乱にあり，小細胞システムに伝達されるはずの色の情報が，動きを伝達する大細胞システムに混同されて伝わっている可能性を示唆している．熊谷（2018）は視覚のほかにも「聴覚」「前庭感覚」「触覚」「嗅覚」の過敏性や「ひどく疲れやすい」「朝起きてもしばらく動けない」などの特徴も示しやすいことを報告している．感覚に対する過剰反応や自律神経系との関連も示唆されることから，より中枢での処理に問題が生じている可能性も想定される．いずれにせよ，いまだ結論は出ておらず今後の研究がまたれる．

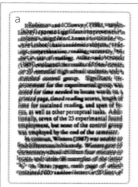

図 17　アーレンシンドロームを有する人の自覚的な
　　　　見え方
a は回転現象，b はシェイキー現象と呼ばれており，アーレンシ
ンドロームの 1 つである．

（Irlen，2013 より引用）

　一方で，遮光レンズや有色フィルターにより光の波長を制御することで，アーレンシンド
ロームの読字が劇的に改善することが報告されている（Waldie ら，2004；Nobel ら，2004；草
野ら，2015）が，その効果については懐疑的な意見もある（Ritchie ら，2011）．このように，
アーレンシンドロームの概念は広がってきているものの，医学的な根拠は十分ではないのが現
状である（Handler ら，2011）．

［3］視覚情報処理の神経機構

　視覚の受容器は網膜である．網膜で受け取った光情報は視神経を通り，視床の外側膝状体に
投射し，大半の神経線維が後頭葉の一次視覚野に投射する．外側膝状体には大細胞層と小細胞
層があり，それぞれ大細胞システム（magnoceller system）と小細胞システム（palvoceller
system）の 2 つの伝導経路に大きく分かれる（図 18）．
　大細胞システムは，一次視覚野の 4Cα 層や 4B 層に投射し，最終的には中側頭野（middle
temporal lobe：MT 野）などに入力する．その後，ほとんどの神経線維は頭頂葉へと向かう背
側経路（dorsal stream）へとつながる．大細胞システムは，伝達速度の速さと受容野の広さに
より，高い時間分解能を要する処理と低い空間解像度の処理に優れている．運動方向選択性
ニューロンの割合が最も多いことから，対象物の動きや奥行きの分析にかかわり，運動行動の
指針にもかかわっている（Bear ら，2007）．
　一方，小細胞システムは一次視覚野の 4Cβ 層に投射し，最終的には四次視覚野（V4）へと
入力する．その後，大半の神経線維は側頭葉へ向かう腹側経路（ventral stream）へとつなが
る．小細胞システムは，高い空間解像度の処理に優れており，対象物の形態の分析にかかわっ
ている．

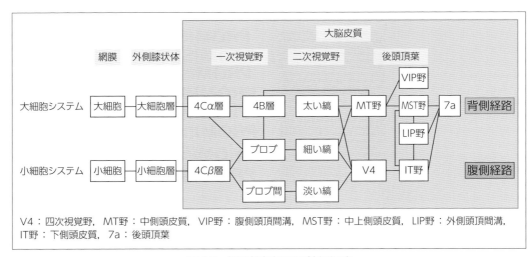

図18　視覚情報処理の神経経路

(Boden ら，2007 より一部改変引用)

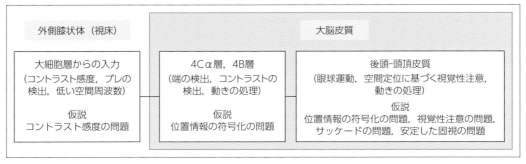

図19　読字に関与する大細胞システムの役割と障害仮説

(Boden ら，2007 より一部改変引用)

1 大細胞システム障害仮説　―視覚性注意の障害―

　大細胞システム障害仮説に関連する読字障害の報告は数多く存在する（Stein, 2003；Livingstone ら，1991；Eden ら，1996；Breitmeyer, 1993；Cornellissen ら，1998）．

　大細胞システムは，高い時間分解能と低い空間解像度の処理に優れており，読字においては，焦点を当てて見ている文字よりも次の文字・単語をぼんやりと（低い空間解像度），予測変換的に素早く（高い時間分解能）捉える役割を担っている．つまり大細胞システムの障害により，このような素早い処理が困難となった結果，流暢に読むことが難しくなるという仮説である．Boden ら（2007）は，読字に関与する大細胞システムの障害仮説として，「コントラスト感度の問題」，「位置情報の符号化（position encording）の問題」，「眼球運動に関連する問題」，「視覚性注意の問題」などをあげ，この中でも特に「視覚性注意の問題」を重要視し議論している（図19）．読字においては，中心視野で文字の視覚分析を行うとともに，次に視線を移す最適な位置を選定する必要がある．つまり眼球運動に先行して視覚性注意の移動が不可欠であり，両

表5　文字習得の発達プロセス

年齢	発達の様相
4歳以前	書くことを楽しむ
4〜5歳	文字のなぞり書きや模写ができる
5〜6歳	想起して文字を書ける
6歳以降	伝達手段として文書を書ける

(高畑，2019より改変して転載)

文　献

Hammerschmidt SL, Sudsawad P（2004）. Teachers' survey on problems with handwriting：referral, evaluation, and outcomes. Am J Occup Ther. 58. 185-192.

Harris SJ, Livesey DJ（1992）. Improving handwriting through kinaesthetic sensitivity practice. Aust Occup Ther J. 39. 23-27.

加藤醇子（2016）. ディスレクシア入門. 日本評論社.

窪島　務（2008）. 読み書き障害の概念，アセスメント，診断と教育的指導の理解　発達・教育的パースペクティブにおける理論的実践的可能性と課題. 障害者問題研究. 35. 242-253.

柴崎正行（1987）. 幼児は平仮名をいかにして覚えるか. 村井潤一他編. 保育の科学-知っておきたい基本と新しい理論の創造のために. ミネルヴァ書房.

UNO A, Wydell TN, Haruhara N, et al（2009）. Relationship between reading/writing skills and cognitive abilities among Japanese primary-school children：normal readers versus poor readers（dyslexics）. Read Writ. 22. 755-789.

9：書字とは

［1］書字の発達過程

　書字の習得において，図形のなぞり書きや模写ができることが不可欠であることが報告されている．例えば，今井（1980）は，書字の学習における最初の段階として，「なぞり書き」や「模写」ができることをあげている．Beery（1989）はDevelopmental Test of Visual-Motor Integration（VMI）の9つの図形（垂直線・水平線・円・十字・右斜め線・四角・左斜め線・斜め十字（×）・三角）を正確に模写することが可能になるまでは，書字を習得する準備ができていないと主張している．石川ら（2007）は，書字の発達過程と対応する年齢に関して，①文字を想起して書くことも文字を見ながら書き写すこともできない（4歳以前），②文字を想起して書くことはできないが，文字を見ながらであれば書き写すことができる（4歳〜），③文字を想起し書くことができる（5〜6歳）と報告している．

　これらの研究結果と前述の柴崎（1987）の報告をまとめると，書字の発達には「書くことを楽しむこと」「なぞり書きや模写ができること」が基盤となり，「想起して文字を書ける」ようになり，さらには「伝達手段として文書を書ける」という順で習熟していくと思われる（表5）.

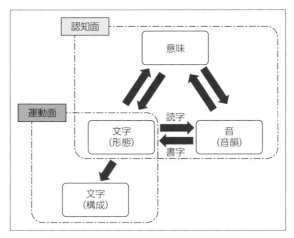

図 25　書字における認知面と運動面

［ 2 ］ 書字の認知理論と運動理論

　河野（2019）は書字過程を認知面と運動面の２つに分けて整理している．認知面は，音韻が文字表象へと変換される過程を，運動面は文字表象が文字として出力される過程を指している．

　岡田（2016）は書字における誤りに関する先行研究をレビューし，誤りのパターン分類を試みている．その結果，①音に対する文字定着のつまずき，②文字想起のつまずき，③文字の構成に時間がかかる，④筆順の誤り，⑤字形の崩れの５つに分類し，これらをさらに「文字↔音の定着」と「文字→構成」の２つの段階に分けている．２つの段階は，それぞれ「認知面」と「運動面」に対応させることができる．また，「文字↔音」と双方向の矢印で示されているのは，「文字→音」は読字の情報処理を，「音→文字」は書字の情報処理を示しており，これは「文字-音（音韻）-意味」で表される読字と書字に共通した基盤があると解釈できる．そのため，読字の障害と書字表出の障害の両方をもつ場合は，「文字-音（音韻）-意味」の変換に問題をきたしている場合が多いと考えられる．一方，書字表出障害のみを有する場合は，「文字→構成」の情報処理（運動面）において何らかの問題をきたしている可能性が想定される（図 25）．

［ 3 ］ 書字の神経機構

　書字の神経機構は，成人の失書患者の病巣から推定することができる．大槻（2007）は，純粋失書の病巣部位とその障害パターンを対応させ，書字の神経機構モデルを示している．これによると，文字形態の想起は①左側頭葉後下部でなされ，その情報は②左角回から側頭葉後部で書字運動へと変換され，③左上頭頂小葉で実際の書字運動のイメージ～遂行のプログラムへと変換される（図 26）．また，④左中前頭回後部では，文字選択・配列あるいは後方領域のどこにアクセスするかなどの指南の役割（単語を書こうとした場合に，音・文字形態・意味のどの情報にアクセスするのが効率的であるのかを判断する）があると推測される．

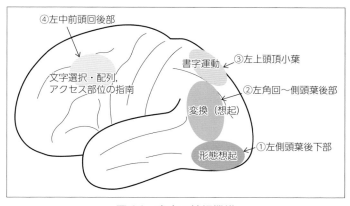

図 26　書字の神経機構

（大槻，2007 より一部改変転載）

　このモデルで示されている，書字における重要な脳領域は，①左側頭葉後下部，②左角回～側頭葉後部，③左上頭頂小葉，④左中前頭回後部であるが，これらの領域が障害されると，純粋失書を呈することは広く知られている．ここでは，各領域の障害により出現する純粋失書のタイプを以下に解説する．

　①左側頭葉後下部の損傷は，漢字優位の失書が起こりやすいことが報告されている（相馬，1988）．表音文字であるひらがなと，表意文字である漢字とでは，脳内で処理される主要部位が異なることを意味しており，形態や意味がひらがなよりも強く関与する漢字では左側頭葉後下部が重要な役割を担っていると推測される．

　②左角回～側頭葉後部の障害は，模写よりも文字想起に，漢字よりもひらがなに障害が起こりやすい（Tanaka ら，1987）．

　③左上頭頂小葉の損傷は，失行性失書（apraxic agraphia）と呼ばれる書字障害が出現する（Rothi ら，1981；前島ら，1998）．この領域の障害は，文字形態や筆順を口頭で説明できるにもかかわらず書字に困難さが生じることから，書字の運動イメージや遂行プログラムの発動における障害であることが示唆される．

　④左中前頭回後部は Exner の書字中枢として提唱され，純粋失書の中でも早くから認識されていた部位である（古川，1988）．この領域の障害は，文字の順序置換（「こんにちは」を「こんちには」と文字の配列を誤ったり，「さぎょう」を「ざきょう」と濁点の位置を誤ったりする）が生じることが報告されている（大槻，2006）．つまり，文字形態の想起ではなく文字配列の障害であることが示唆されている．

［4］読字と書字との共通点・相違点

　読字と共通する機能や脳領域が存在する一方で，書字において特に重要となる機能や脳領域が存在する．読字と共通する機能としては音韻意識があげられる．読字の場合は文字形態から

音への変換（デコーディング），書字は音から文字形態への変換（エンコーディング）を行うが，どちらも共通して音韻意識が重要となる．柴崎は文字意識と表現し，それらが読み書きの両方に関連することを述べている（p164 参照）．神経機構においても，読字と書字で共通して働くのは側頭葉や頭頂葉の下部領域であり，これらは音韻処理と関連が深い領域である．

一方，書字において特に重要となる機能としては書字運動があげられる．神経機構においても，書字において特に活動性が高まる脳領域は，頭頂葉から前頭葉へかけての領域であり，これらは書字の運動イメージや遂行プログラムに関連する領域である．

書字運動に関して，先行研究からは，なぞり書き（tracing）と模写（copying）を通して文字学習を行い，最終的には想起による書字につながることが示されている．教育現場では書字に対する前段階としてなぞり書きや模写が実践されていることが多い．

文　献

Beery KE（1989）. Developmental test of visual motor integration. Administration, scoring, and teaching manual. Modern Curriculum Press.

古川哲雄（1988）．Exner の書字中枢．神経内科．29．555-557．

今井靖親（1980）．幼児における文字の弁別と読みと模写．奈良教育大学紀要　人文・社会科学．29．219-229．

石川侑香，谷岡真衣，苅田知則（2007）．平仮名学習入門期の書字について-読み・聴写・視写の比較から-．愛媛大学教育学部紀要．54．69-72．

河野俊寛（2019）．書字の認知理論と運動理論：書字に関する大学院生・研究者向け教科書のための研究ノート．金沢星稜大学人間科学研究．13．59-63．

前島伸一郎，山家弘雄，増尾　修，他（1998）．左頭頂葉梗塞で生じた失行性失書（Apraxic Agraphia）の特徴を有する書字障害．No Shinkei Geka．26．431-437．

岡田真美子（2016）．学習につまずきを持つ子どもへの指導につながる評価の検討：書字のアセスメントの視点から．明星大学発達支援研究センター紀要．Mission1．41-51．

大槻美佳（2006）．書字の神経機構．臨床神経．46．919-923．

大槻美佳（2007）．書字の神経機構．岩田　誠他編．神経文字学．pp179-200．医学書院．

Rothi LJ, Heilman KM（1981）. Alexia and agraphia with spared spelling and letter recognition abilities. Brain Lang. 12. 1-13.

相馬芳明（1988）．側頭葉後下部損傷による「漢字の純粋失書」．神経内科．29．172-178．

高畑脩平（2019）．書字．楠本泰士他編．小児リハ評価ガイド．メジカルビュー社．

Tanaka Y, Yamadori A, Murata S（1987）. Selective Kana agraphia：a case report. Cortex. 23. 679-684.

10：なぞり書き（tracing）と模写（copying）

なぞり書きは，モデルとペン先の軌跡が重なり合うように，モデルを見ながら注意深くペンを操作する必要がある（図27左）．つまり視覚と運動の協調（目と手の協応）や，運筆コントロールが重要となる．

一方，模写は，モデルから離れた空間に，線の軌跡を再現する必要がある（図27右）．そのため，モデルを的確に捉え（例えば，何本の線で構成されているのかがわかる），空間（枠）に

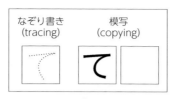

図 27　なぞり書きと模写

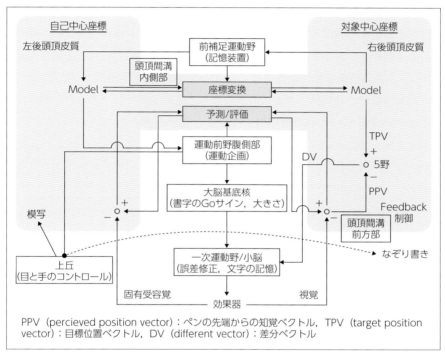

PPV（percieved position vector）：ペンの先端からの知覚ベクトル，TPV（target position vector）：目標位置ベクトル，DV（different vector）：差分ベクトル

図 28　なぞり書きと模写の神経機盤モデル

（Ogawa ら，2010 より一部改変引用）

的確に再現する（枠のどのあたりから開始して，どの向きにペンを動かすかがわかる）必要がある．さらに，手がかりがない空間（枠）に文字を書くために，書字運動をイメージする必要がある．加えて，モデルを一時的に記憶しておく必要がある．このような，なぞり書きと模写に特徴的な要素が，どのような神経機構のもとに行われているのかを解説する．

［1］ なぞり書きと模写の神経基盤モデル

　Ogawa ら（2010）は，先行研究をもとになぞり書きと模写における神経基盤モデルを提唱している（図28）．まず，なぞり書きと模写の両方において視覚運動変換が不可欠であり，これには左右の後頭頂皮質が重要な役割を担っている．fMRI 研究の結果より，左右の後頭頂皮質の活動は，外界と自己生成運動との予測に関与することが報告されている（Ogawa ら，2007a；

Creem ら，2001：Zacks ら，2003）．さらに，Ruby ら（2001）は，PET 研究の結果より，自己中心座標（自己からの視点，身体内座標）は左頭頂部が，対象中心座標（他者・物体からの視点，身体外座標）は右頭頂部がそれぞれ優位に働くことを示している．

［2］なぞり書きの神経機構

　なぞり書きは，視覚と運動の協調の発達に伴い，3～4 歳で急激に発達する．なぞり書きは，注意深くペンを動かす必要があり，運動野，前運動野，小脳，大脳基底核など，運動出力や制御にかかわる領域が主に関与する．また，ペンを動かすことで入力される手指の固有受容感覚からの情報は，手指の精密な操作を担保している．さらに，視覚関連機能（眼球運動・視知覚）にかかわる領域（脳幹の神経核，上丘，前頭眼野，上頭頂小葉など）もなぞり書きには不可欠であり，これらいずれかの領域に脳損傷を受けるとなぞり書きのパフォーマンスが低下する（Ogawa ら，2010）．特に小脳は，運動実行中の制御や修正といった，予測した運動と実際に行った運動結果との誤差修正にかかわることから，自由に線を引くよりもなぞり書きを行う際に強く活動する（Jueptner ら，1998）．

　Ogawa ら（2010）のモデルにおいては，なぞり書きは図 28 の右側に主に示されている．なぞり書きでは，モデルとペン先との距離を最小化する戦略を用いる．つまり，ペンの先端からの知覚ベクトル（percieved position vector：PPV）と目標位置ベクトル（target position vector：TPV）との差分ベクトル（different vector：DV）を検出することで修正をかけており，これらの検出は右頭頂間溝の前方部で評価されていることが示されている（Ogawa ら，2006；Ogawa ら，2007b）．これらの誤差（差分ベクトル）を，主に視覚フィードバック制御や小脳での運動制御を用いて最小限にすることで，なぞり書きが遂行される．

［3］模写の発達と神経機構

　模写はモデルとは異なる空間で同じ図形やデザインを再現する能力が必要であり，その障害は，構成失行の一部であると考えられる（Kleist ら，1934）．構成障害は，主に後頭頂皮質に病変がある患者に多くみられることが明らかになっている（Grossi ら，1999）．Kleist ら（1934）は左頭頂部の病変が特に構成障害の原因になると提唱していたが，右頭頂部の病変でも同様の障害が起こることが示されており（Laeng, 2006），模写における頭頂葉の働きは注目されてきた．また，なぞり書きに比べると複数の脳領域で活動性が高まることが知られている．

　Ogawa ら（2009）は，なぞり書きと比較して模写課題時に特に活動性が高まる脳領域を fMRI を用いて測定しており，その結果をモデルに反映させている．Ogawa ら（2010）のモデルにおいて，模写は，図 28 の左側ならびに中央に主に示されている．模写は，なぞり書きとは異なるいくつかの要素が関与する．

　第一に，モデルから分離された空間（枠）に書くためには，モデル軌跡を自己中心座標へ変

換する必要がある．対象中心座標から自己中心座標への座標変換の機能は，主に頭頂間溝の内側部で行われている．対象中心座標は，対象物の位置を原点とした座標系であり，対象の相対的位置を把握するために重要となる．一方，自己中心座標は，自己身体の位置を原点とした座標系であり，自己と対象物との位置関係を把握するために重要となる．

　第二に，なぞり書きに比べ，模写はモデルを一時的に記憶しておく必要がある．これは，前補足運動野が関与している可能性が示されている．第三に，模写は何も描かれていない空間で運動を生成する必要があり，これらの運動企画には運動前野腹側部が関与している．最後に，大脳基底核は，運動の開始および文字サイズの決定に関与している（Grossbergら，2000）．大脳基底核の障害である Parkinson 病で，小字症（書くにしたがって文字が小さくなる症状）が起こることはよく知られているが，この現象は，外部からの視覚的な手がかりなしで書く場合に顕著となる（Oliveiraら，1997）．さらに，目と手の協応には上丘が関与することも知られている（Stuphornら，2000）．

［４］ 文字の学習・記憶の神経機構

　繰り返し文字を書く運動は，筋群の活性化パターン（固有受容感覚を通してフィードバックされる情報のパターン）として学習される．これらの一連の運動パターンの学習は，小脳で主に行われており，一般的には手続き記憶として知られている．Luら（1998）は，小脳の歯状核を損傷すると系列ボタン押し課題の学習や記憶に障害が生じることを示している．また，Doyonら（1998）は系列的な指の運動課題を用いた研究で，小脳と線条体が運動系列の自動化や長期保存に関与していることを示した．また，書く運動の短期記憶と長期記憶は，異なる小脳領域で行われ，短期記憶は，小脳皮質の片葉に形成されるのに対して，繰り返しの練習により，小脳の深部に位置する小脳核へと移動し，長期記憶として保存されることが知られている（図29）（永雄，2015）．

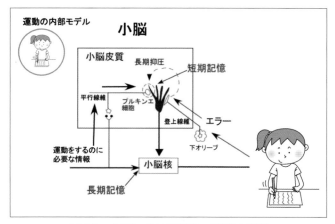

図 29　小脳における学習・記憶の概要
小脳皮質での短期記憶は，繰り返しの練習により小脳核へと移動して長期記憶・保存される．　　　　　　　　　　（永雄，2015 より一部改変引用）

作業療法の観点から

　書字運動の発達的視点から，多くの子どもは，なぞり書きや模写を繰り返し行うことを通して最終目標である想起での書字を獲得していく．しかし，書字表出の障害を有する児では，「なぞり書きができても模写ができない」「模写ができても想起での書字につながらない」などが想定される．そのため，ここでは，なぞり書き，模写，想起での書字が難しい場合への支援方法を作業療法の観点から解説する．

ⅰ）なぞり書きが難しい場合

　なぞり書きが難しい場合，上肢の運動コントロールの問題が考えられ，書字場面では，文字の乱雑さとして表れることが想定される．上肢の運動コントロールの問題は，中枢部の安定性や姿勢の問題，体性感覚（固有受容感覚・触覚）の問題に起因する場合もある．また，視覚機能や目と手の協応に起因する場合もある．ここでは，姿勢と体性感覚について考えてみたい．

姿勢に関して

　中枢から末梢へ発達する，という発達の法則に従うと，安定した座位姿勢が上肢操作の基盤となる．姿勢の問題が上肢操作に影響を及ぼしていると評価された場合，抗重力姿勢を主とした姿勢コントロールの発達を促すアプローチが効果的である場合がある．環境設定による支援としては，子どもの姿勢保持能力に応じて座位姿勢を安定させるための椅子や机の工夫があげられる．例えば，椅子の上に滑り止めマットを敷くことで臀部が前方へ滑ることを防ぐ，机と椅子の高さを調整する，椅子ではなく床で正座をするがある．

体性感覚に関して

　文字を書く際の体性感覚（特に固有受容感覚）の役割としては，どのように鉛筆を動かしているのか，どれくらいの筆圧をかけているのか，どれくらいの力で筆記具を把持しているのかを的確に捉えることと関連している．そのため，体性感覚の入力や識別の問題は，筆記具操作（運筆コントロール）の稚拙さや乱雑さの原因の1つとなる．運筆コントロールにおける体性感覚の役割とその重要性について新庄ら（2019）は，運筆コントロール能力が低い児童は高い児童に比べ，JPAN感覚処理・行為機能検査における固有受容感覚の検査のスコアが低い傾向にあることを報告している．Ebiedら（2004）は，手関節付近で正中神経に局所麻酔を打ち，一時的に触覚情報を遮断した状態での書字能力を検討し，触覚情報の欠如は運筆コントロールの不良を招くことを報告している．書字運動の問題として体性感覚の情報処理障害が示唆された場合，これらの感覚情報を補うような支援や環境設定が有効である場合がある（新庄ら，2019）．また，ペンホルダー等の筆記具の工夫により，手指から入力される体性感覚を調整することも有効な場合もある．

ⅱ）模写が難しい場合

　なぞり書きはできるが，模写が難しい場合，①頭頂間溝での対象中心座標から自己中心座標への座標変換，②運動前野での運動企画，③前補足運動野での記憶，④大脳基底核での文字の大きさの決定などの問題がある可能性がある．これらの領域は作業療法における身体活動を通しても支援できる可能性がある．例えば，粗大運動を通して自己と対象物の関係性が明確に

なったり，運動企画の能力が向上することで，模写能力の向上に結びつく可能性も考えられる．また，学習場面での環境設定も重要である．対象中心座標から自己中心座標への変換が難しい場合，代償的手段として，自己中心座標への変換を用いない方法も考えられる．例えばマス目を4分割し，それぞれの空間に異なる色をつけることで，色を手がかりに紙面上での座標が捉えやすくなる可能性がある［対象中心座標（モデル）から対象中心座標（マス目）］．

iii）書字運動の想起が難しい場合

　なぞり書きや模写はできるが，書字運動の想起が難しい場合を考えてみる．想起による書字を行うには，書字運動により文字のイメージを記憶・保存しておき，必要に応じてとり出す必要がある．このような文字イメージの記憶は，鉛筆を動かしている感覚（体性感覚）や，書けた文字を確認すること（視覚）や読み上げること（聴覚）が統合されて，1つの文字イメージとして形成される．文字イメージの記憶には，書字運動による体性感覚（特に固有受容感覚）の情報や，書字運動により表出された文字を視覚で確認することが重要であることが報告されている（Saltzら，1982）．一方，体性感覚の情報処理障害があると，繰り返し書いても文字イメージが定着しにくいことが想定される．その場合は，体性感覚のフィードバック情報を強調する支援が有効な場合がある．例えば，文字を大きく書く，指先を使って直接書く，紙やすり等を下敷き代わりに使用する方法など，運動の抵抗を高めることで，フィードバックに基づく運動制御が行いやすくなる場合もある．また，同じ文字を書いていても，文字の形が毎回一定しない場合や，書き順が毎回異なる子どもの場合，書字運動においてフィードバックされる体性感覚情報が一定しないため，書字運動が記憶されにくい可能性がある．その場合，運筆コントロールへの支援から始めることや，書き順が間違っていても毎回同じ間違い方であれば許容するなどの対応が考えられる．

　また，書字の運動イメージの想起は頭頂葉で行われる（p166参照）．頭頂葉は異種感覚統合の座であり，行為の生成に必要な身体図式，空間認知，道具操作等と関連が深い領域である（酒田ら，2006）．加藤（2006）は，小学3年生の想起による書字が難しい児（漢字学習の困難さを主訴とする）に対して粗大運動を用いた支援を行っている．児に対し，姿勢のかまえ，両側運動協調，粗大運動における時間的空間的協調の向上を目的とした粗大運動を用いた介入を行い，書字の改善がみられたことを報告している．この理由として，書字運動の想起を担う頭頂連合野や，書字運動としての出力を担う運動前野・補足運動野での情報処理の発達が関係していることを考察している．

文　献

Creem SH, Downs TH, Wraga M, et al（2001）. An fMRI study of imagined self-rotation. Cogn Affect Behav Neurosci. 1. 239-249.

Doyon J, Laforce R, Bouchard G, et al（1998）. Role of the striatum, cerebellum and frontal lobes in the automatization of a repeated visuomotor sequence of movements. Neuropsychologia. 36. 625-641.

Ebied AM, Kemp GJ, Frostick SP（2004）. The role of cutaneous sensation in the motor function of the hand. J Orthop Res. 22. 862-866.

Grossberg S, Paine RW（2000）. A neural model of cortico-cerebellar interactions during attentive imitation and predictive learning of sequential handwriting movements. Neural Netw. 13. 999-1046.

Grossi D, Trojano L（1999）. Constructional apraxia. Denes G et al Eds. Handbook of clinical and experimental neuropsychology. pp441-450. Psychology Press.

Jueptner M, Weiller C（1998）. A review of differences between basal ganglia and cerebellar control of movements as revealed by functional imaging studies. Brain. 121. 1437-1449.

加藤寿宏（2006）．子どもの高次脳機能障害に対する支援．OT ジャーナル．40．809-817.

Kleist K, von Schjerning O（1934）. Gehirnpathologie. Handbuch der ärztlichen Erfahrungen im Weltkriege 1914/1918.

Laeng B（2006）. Constructional apraxia after left or right unilateral stroke. Neuropsychologia. 44. 1595-1606.

Lu X, Hikosaka O, Miyachi S（1998）. Role of monkey cerebellar nuclei in skill for sequential movement. J Neurophysiol. 79. 2245-2254.

永雄総一（2015）．小脳による運動学習機構．理学療法学．42．836-837.

Ogawa K, Inui T, Sugio T（2006）. Separating brain regions involved in internally guided and visual feedback control of moving effectors：an event-related fMRI study. Neuroimage. 32. 1760-1770.

Ogawa K, Inui T（2007a）. Lateralization of the posterior parietal cortex for internal monitoring of selfversus externally generated movements. J Cogn Neurosci. 19. 1827-1835.

Ogawa K, Inui T, Sugio T（2007b）. Neural correlates of state estimation in visually guided movements：an event-related fMRI study. Cortex. 43. 289-300.

Ogawa K, Inui T（2009）. The role of the posterior parietal cortex in drawing by copying. Neuropsychologia. 47. 1013-1022.

Ogawa K, Nagai C, Inui T（2010）. Brain mechanisms of visuomotor transformation based on deficits in tracing and copying. Jpn Psychol Res. 52. 91-106.

Oliveira RM, Gurd JM, Nixon P, et al（1997）. Micrographia in Parkinson's disease：the effect of providing external cues. J Neurol Neurosurg Psychiatry. 63. 429-433.

Ruby P, Decety J（2001）. Effect of subjective perspective taking during simulation of action：a PET investigation of agency. Nat Neurosci. 4. 546-550.

酒田英夫，山鳥　重，河村　満，他（2006）．頭頂葉．医学書院.

Saltz E, Dixon D（1982）. Let's pretend：The role of motoric imagery in memory for sentences and words. J Exp Child Psychol. 34. 77-92.

新庄真帆，加藤寿宏，松島佳苗（2019）．学童期の書字動作に感覚フィードバックが及ぼす影響．LD（学習障害）―研究と実践―．28．241-248.

Stuphorn V, Bauswein E, Hoffmann KP（2000）. Neurons in the primate superior colliculus coding for arm movements in gaze-related coordinates. J Neurophysiol. 83. 1283-1299.

Zacks JM, Vettel JM, Michelon P（2003）. Imagined viewer and object rotations dissociated with event-related fMRI. J Cogn Neurosci. 15. 1002-1018.

エビデンスでひもとく発達障害作業療法
―神経発達症の理解と支援―

2021 年 11 月 10 日　第 1 版第 1 刷
2023 年 7 月 30 日　第 1 版第 2 刷 ⓒ

編 著 者　加藤寿宏・松島佳苗
発 行 人　小林俊二
発 行 所　株式会社シービーアール
　　　　　東京都文京区本郷 3-32-6　〒 113-0033
　　　　　☎(03)5840-7561（代）Fax(03)3816-5630
　　　　　E-mail／sales-info@cbr-pub.com
　　　　　ISBN 978-4-908083-72-3　C3047
　　　　　定価は裏表紙に表示
装　　丁　三報社印刷株式会社デザイン室
印 刷 製 本　三報社印刷株式会社
　　　　　ⓒ Toshihiro Kato, Kanae Matsushima 2021

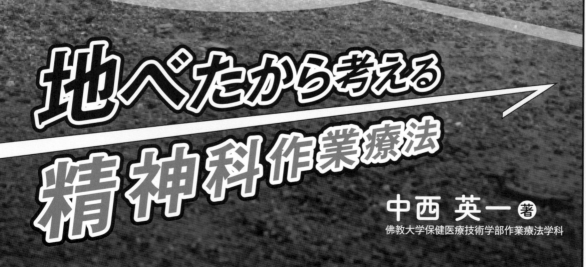

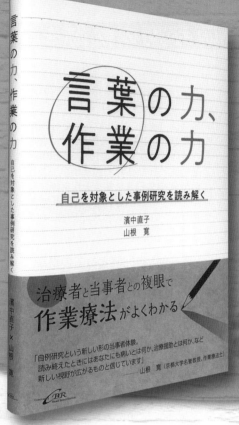